Manmohit Singh
Manmeet Gulati
Gurpreet Kaur

Acessórios de precisão

Manmohit Singh
Manmeet Gulati
Gurpreet Kaur

Acessórios de precisão

Um complemento para prótese de longa extensão..!

ScienciaScripts

Imprint
Any brand names and product names mentioned in this book are subject to trademark, brand or patent protection and are trademarks or registered trademarks of their respective holders. The use of brand names, product names, common names, trade names, product descriptions etc. even without a particular marking in this work is in no way to be construed to mean that such names may be regarded as unrestricted in respect of trademark and brand protection legislation and could thus be used by anyone.

Cover image: www.ingimage.com

This book is a translation from the original published under ISBN 978-620-7-99823-4.

Publisher:
Sciencia Scripts
is a trademark of
Dodo Books Indian Ocean Ltd. and OmniScriptum S.R.L publishing group

120 High Road, East Finchley, London, N2 9ED, United Kingdom
Str. Armeneasca 28/1, office 1, Chisinau MD-2012, Republic of Moldova, Europe
Printed at: see last page
ISBN: 978-620-8-03411-5

"Aqueles que se apaixonam pela prática sem ciência são como um piloto que embarca num navio sem leme nem bússola e nunca tem a certeza para onde vai"

Leonardo da Vinci

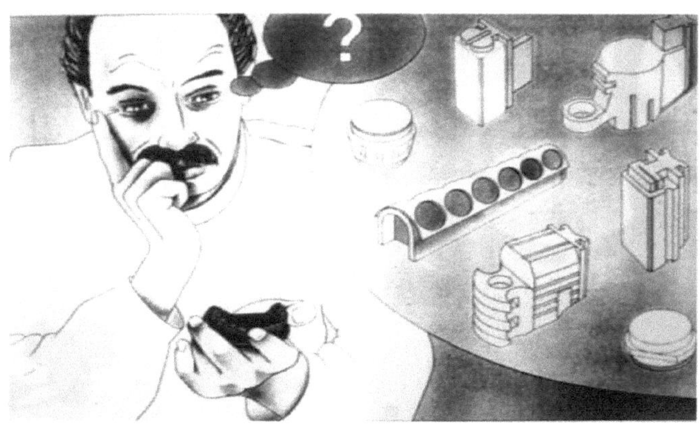

Índice

INTRODUÇÃO

Uma base de prótese parcial removível que assenta no rebordo edêntulo (tecido), espera que o tecido suporte a carga oclusal. As forças de oclusão são transferidas ou transmitidas através destes tecidos vivos para os ossos sob a forma de pressão. O sucesso da prótese parcial removível depende, portanto, da forma como os tecidos da cavidade oral são manuseados e também da forma como as forças são transmitidas.

Desde a sua introdução na profissão dentária, os acessórios de precisão têm estado rodeados de uma aura de mistério, o que implica que é necessária uma grande perícia para a sua utilização bem sucedida.

A maioria dos dentistas aprende sobre a teoria e o desenho de attachments através dos fabricantes de attachments ou dos seus laboratórios dentários comerciais. Por conseguinte, é necessária informação adicional sobre a utilização geral de próteses parciais removíveis fixas com base em princípios protéticos sólidos e num planeamento de tratamento inteligente.

Definição:

Por definição, o termo "precisão" designa a qualidade ou o estado de ser exato.

De acordo com o Glossário de Terminologia Prostodôntica, pode ser definido como "Um dispositivo de encravamento, um componente do qual é montado num pilar ou pilares, e o outro é integrado numa prótese removível para a estabilizar e/ou reter". [1]

OU

"Um retentor constituído por um recetáculo metálico (matriz) e uma peça de encaixe (patrix); a matriz está normalmente contida nos contornos normais ou expandidos da coroa do dente pilar e a patrix está ligada a um pôntico ou à estrutura da prótese parcial removível."

Boucher definiu um acessório de precisão intracoronal como "um retentor de fricção utilizado na construção de próteses parciais. Consiste num mecanismo de duas partes, a unidade tipo cripta incorporada na restauração da coroa do pilar com uma parede exterior com ranhura através da qual uma inserção se estende e se fixa à prótese". [2]

ANTECEDENTES HISTÓRICOS[2]

Os antecedentes históricos dos trabalhos de fixação de precisão são um pouco obscuros. Antes de 1888, os dispositivos inventados eram claramente acessórios, tanto em termos de princípio como de construção.

Estes primeiros acessórios foram dobrados, cortados e soldados pelos seus inventores, tais como ***Evans, Winder, Parr, Peeso, Roach, Morgan*** e ***Chayes***. Os materiais utilizados eram o ouro, a platina e a iridioplatina. Alguns destes retentores intracoronários foram designados por attachment split -bar, tube and split-post attachment, solid-post and tube attachment e winged lug attachment.

O **acessório Roach** é um dos primeiros acessórios fabricados. Trata-se de um dispositivo de tipo extracoronal baseado no princípio da bola e do encaixe.

A ponte amovível **do Dr. Parr** utilizava um encaixe em cada extremidade. Era fixada por membros masculinos encaixados em encaixes, que eram soldados a coroas de ouro.

O Dr. J. G. Morey, em **1987**, deu origem a um acessório de ponte em barra amovível. O acessório Gilmore é outro acessório do tipo barra. Ambos os tipos têm uma secção na prótese removível que se encaixa sobre a barra para retenção.

Gollobin e Bernstein conceberam o acessório de barra dividida que consiste numa barra dividida de iridioplatina fabricada com uma flange em forma de V que se encaixa numa caixa de platina de forma semelhante.

A flange em forma de V deve encontrar as linhas do dente pilar numa direção oclusal. Estes acessórios são fabricados em quatro tamanhos, do lado esquerdo e direito, com o pilar dividido e o acessório de barra.

Este acessório, bem como o **acessório** extracoronal **de Roach,** reconheceu a necessidade de movimento da prótese parcial removível para a rotação potencial que ocorre na sequência de alterações no rebordo alveolar edêntulo de suporte após a inserção da prótese.

Peeso (1904) construiu uma ponte amovível empregando o pino dividido e o tubo de fixação anteriormente com coroas telescópicas amovíveis posteriormente. [3]

O **acessório Morgan** consiste numa argola achatada de metal de fecho (o detentor) na qual se encaixa uma secção de duas asas (a âncora). O detentor é soldado à restauração do pilar. A haste e a cobertura da âncora são fixadas à prótese. Esta fixação move-se paralelamente e não permite a rotação. Esta âncora tem uma costura que permite aumentar a retenção. Trata-se de um precursor da fixação Chayes.

O **acessório de Chayes (1910)** foi originalmente chamado de acessório bucolingual. Era formado por uma caixa retangular de platina, denominada capa, com uma ranhura no lado voltado para a ponte. A secção de ancoragem ou fricção encaixa na tampa. É formada por uma tira de ouro elástico dobrada e redobrada em forma de T. Os braços das hastes metálicas formadoras são unidos com solda e, em seguida, a secção de ancoragem exibe um poste achatado com uma costura no centro. Esta costura permite-lhe ser expandida ou apertada ao capuz. Estes acessórios de precisão concebidos pelo **Dr. Hermen E. S. Chayes** foram os primeiros acessórios a serem colocados no mercado geral e continuam a constituir o padrão básico para os modernos acessórios de aperto por fricção. *Pela mesma razão, Chayes pode, sem dúvida, ser considerado o pai do retentor intracoronário de precisão.*[4]

O Dr. Hermen E. S. Chayes também apresentou os princípios dos anexos em 1906.

A partir de 1915 e até 1925, existiam apenas alguns acessórios em forma de T e um acessório de barra.

No primeiro volume do **JOURNAL OF PROSTHETIC DENTISTRY** em **1951**, **Terrel** discutiu a sua utilização de attachments.

Boitel, em **1978**, analisou a evolução dos anexos.

A DINÂMICA DOS ACESSÓRIOS DE PRECISÃO

Um dos objectivos da arte curativa é preservar e manter cada órgão do corpo em toda a sua extensão. Na dinâmica das próteses parciais, com encaixes internos de precisão, é importante conservar o maior número possível de dentes naturais como base das restaurações parciais para evitar a desvantagem de uma boca edêntula e o problema das próteses totais.

Mc Call e **Hugel**[5] discutiram muito corretamente o aspeto psicológico do indivíduo jovem ou de meia-idade que se aproxima do estado edêntulo. *"Ser ou não ser desdentado é a questão que se coloca na mente dos pacientes, quando de repente se apercebem que só lhes restam alguns dentes. O medo da pessoa de meia-idade de ficar subitamente velha e o medo ameaçador das pessoas mais jovens de terem de passar a vida com uma dentadura completa torna-se um problema emocional."*

Indicações para o tratamento com próteses parciais removíveis fixadas intracoronalmente[6]

a) Considerações estéticas

A razão mais importante para empregar uma prótese parcial removível fixada intracoronalmente é satisfazer as exigências estéticas do doente e do dentista. Muitas próteses parciais removíveis bem ajustadas não foram usadas devido à visibilidade desagradável do fecho na face vestibular de um dente anterior maxilar.

A prótese parcial removível fixada intracoronalmente pode substituir as estruturas em falta (dentes e tecidos gengivais) de forma mais estética e ainda manter um bom desempenho mastigatório.

b) Considerações sobre o contorno

Uma vez que a fixação intracoronária é internalizada, o contorno dos dentes pilares pode ser feito de acordo com a sua forma anatómica original. Não é necessário criar áreas de retenção e aumentar o volume dos contornos faciais das coroas dos pilares; isso pode criar potenciais locais de recolha de placa bacteriana. O encaixe de precisão tem a função de apoio oclusal, braços recíprocos e de retenção da prótese parcial retida por fecho mais convencional. Assim, pode haver uma redução dos contornos vestibulares e proximais das coroas clínicas existentes, o que evita que o pilar sofra uma tensão funcional desfavorável e se torne um passivo periodontal.

c) Distribuição de forças

A colocação de um acessório intracoronário cuja base se encontra à altura dos tecidos gengivais pode ajudar a distribuir as forças ao longo do eixo vertical dos retentores diretos em condições de carga oclusal. Eles também podem fornecer excelente resistência a forças horizontais.

Schuyler, em relação aos acessórios de precisão, afirmou que: *"Nenhum outro tipo de retenção permite uma distribuição mais favorável das tensões funcionais, tanto horizontais como verticais."* Numa discussão sobre as forças horizontais, afirmou ainda que: *"Nenhuma combinação de fecho e argola pode distribuir mais favoravelmente estas tensões do que a fixação de precisão."* [7]

Cohn também declarou: *"A fixação de precisão evita o stress lateral no periodonto dos dentes pilares durante a inserção ou remoção da prótese. Distribui a tensão verticalmente no dente durante a função e* *estabiliza os dentes pilares contra a tensão lateral."*[2]

Granger, ao discutir a inclinação de um dente pilar como resultado do tipo simples de descanso oclusal geralmente empregado em aparelhos de grampo, mostrou que o acessório de precisão evita essa inclinação, pois o impulso da extremidade oclusal da porção macho força o dente a manter sua posição. [7]

Henderson e **Steffel** observaram: *"O encaixe interno tem duas vantagens principais em relação aos encaixes extracoronários, que são a eliminação de um componente retentivo visível e o suporte vertical através de um assento de descanso bloqueado mais favorável em relação ao eixo horizontal do dente pilar. Também proporciona alguma estabilização horizontal semelhante à de um apoio interno, mas é normalmente desejável algum apoio adicional extra-coronário."*[2]

De acordo com **Miller**, *"a biomecânica do retentor exige que as forças mastigatórias - ou seja, a remoção e a inserção - sejam dirigidas verticalmente e todos os esforços devem ser feitos para eliminar a aplicação de forças laterais na dentição".* [2]

De acordo com **Goldman e colaboradores,** *"As próteses parciais com fecho não devem, regra geral, ser utilizadas com o objetivo de esplintar os dentes.... As próteses parciais removíveis de precisão têm, no entanto, um papel definido na prótese periodontal. Este tipo de retentor de aparelho removível aproxima-se mais da filosofia e da prática da esplintagem do que um grampo. Os retentores intra-coronais permitem a manutenção da forma dentária adequada e permitem o controlo da deslocação vertical,* *mesiodistal e vestibulolingual das próteses parciais."*[2]

Contra-indicações para a utilização de uma prótese parcial removível intra-coronária[6]

a) Coroas clínicas curtas

As coroas clínicas curtas são talvez a razão mais válida para não utilizar um acessório intracoronário. Uma coroa que é reduzida em altura não permite a utilização de um comprimento de fixação suficiente para proporcionar uma retenção efectiva na cavidade oral. Para além disso, coroas mais curtas que alojam um acessório também podem resultar na falha da prótese como resultado das alavancas exercidas nos dentes pilares, o que pode criar falhas no cimento. Este fenómeno é mais frequentemente observado em próteses parciais removíveis com base de extensão.

É necessária a utilização de pelo menos dois terços do comprimento do acessório para conseguir uma retenção efectiva. Esta desvantagem pode por vezes ser ultrapassada com a utilização criteriosa de técnicas de gengivectomia em casos selecionados. Além disso, estão disponíveis alguns acessórios para utilização quando existem coroas clínicas mais curtas.

b) Pastas grandes

Os dentes com polpas excessivamente grandes são frequentemente uma contraindicação para uma prótese parcial removível retida intracoronalmente. Uma polpa grande não permite uma preparação suficiente da caixa para permitir a internalização do acessório. O resultado é frequentemente uma restauração com contornos excessivos que pode tornar-se um problema periodontal.

Muitas vezes, o tratamento endodôntico é indicado para resolver este tipo de problemas. Se for instituído o tratamento do canal radicular, utilizam-se cavilhas e núcleos fundidos em conjunto com o tratamento, e preparam-se caixas na fundição de ouro para alojar o encaixe interno. O dente tratado endodonticamente é, por vezes, o método mais adequado para proporcionar um contorno dentário biologicamente favorável em dentes pilares críticos.

c) Destreza do doente

A próxima contraindicação para a colocação de uma prótese parcial removível intra-coronária é o doente que é fisicamente deficiente. Os doentes que não têm uma coordenação manual adequada acharão quase impossível inserir a prótese dentro da cavidade oral.

d) Fator económico

Uma quarta contraindicação para a colocação de uma prótese parcial removível fixada intracoronalmente é o fator económico associado à prótese de fixação de precisão. Na construção de uma prótese parcial amovível retida intracoronalmente, é gasto um tempo considerável na preparação da boca. Os custos laboratoriais dos encaixes e dos procedimentos laboratoriais são geralmente superiores aos da prótese parcial amovível com fecho.

e) Manutenção

Um último fator a ser considerado é a manutenção da prótese parcial removível retida intracoronalmente. Nem todos os profissionais têm experiência na utilização de attachments intracoronários e, nalguns casos, um doente pode ter dificuldade em encontrar um serviço dentário que satisfaça as suas necessidades. Este fator deve ser tido em consideração, particularmente no caso de pessoas que trabalham no estrangeiro e vivem em áreas do mundo onde os serviços de manutenção não estão facilmente disponíveis.

Algumas das condições em que a utilização dos acessórios de precisão foi indicada são [8]

- Juntas móveis em pontes fixas - móveis.
- Proporcionar articulações móveis em pontes removíveis, pontes semi-removíveis e secções de pônticos semi-removíveis.
- Como quebra-tensões em selas e pontes de extremidade livre.
- Para reter próteses híbridas.
- Para estabilizar os selins unilaterais.
- Para bloquear um conetor que une uma sela no lado oposto do arco.
- Como dispositivos de emergência para a extensão ou conversão de um aparelho fixo existente.

CLASSIFICAÇÕES

Ludwig Breisach (1967) Classificação[9]

Classificou os acessórios de acordo com o tipo, a construção e a função.

I. CLASSIFICAÇÃO POR TIPO
   1. T - fixação do desenho
   2. Dobradiças
   3. Articulações

II. CLASSIFICAÇÃO POR CONSTRUÇÃO
   1. Fixo
   2. Separável

III. CLASSIFICAÇÃO POR FUNÇÃO
   1. Fixação em forma de T
   2. Dobradiças
   3. Articulações

Merrill C Mensor (1973) Classificação [10]

Classificou os acessórios de acordo com a forma, o desenho e a principal área de utilização do acessório.

I) CORONAL

a) Anexos intracoronais

i) Retenção por fricção

ii) Retenção mecânica

b) Anexos extracoronais

i) Unidades de projeção

ii) Conectores

iii) Unidades combinadas

II) RADICULAR

a) Acessórios telescópicos para pinos

b) Acessórios para barras

i) Juntas de barras

ii) Unidades de bar

III) AUXILIAR

a) Unidades de parafuso

b) Conectores de lingueta

c) Parafusos

d) Estabilizadores/equilibradores

e) Pinos / parafusos

f) Descansos

Gerardo Becerra, Odontol. Dr., e Michael MacEntee (1987)[11]

De acordo com eles, os anexos podem ser classificados da seguinte forma

I. LIGAÇÕES INTRADENTÁRIAS
   1. Fricção
      a. Caixas e tubos de paredes cónicas e paralelas
      b. Placas metálicas ajustáveis
      c. Molas
      d. Pregos
      e. Fechaduras
   2. Magnético

II. ANEXOS EXTRADENTÁRIOS
   1. Fixações em consola
      a. Rígido
      b. Telemóvel
         i. Tipo de rotação
         ii. Tipo resiliente
   2. Acessórios para barras

Vantagens dos acessórios pré-fabricados[4, 12]

1) A ausência de fecho permite uma melhor estética.
2) As próteses são muito mais simples devido à ausência de fechos e

apoios extra-coronários, especialmente porque a maioria dos acessórios está contida nas coroas do(s) dente(s) natural(ais).

3) As cargas aplicadas à prótese e, por conseguinte, aos encaixes, são mais favoravelmente aplicadas aos dentes pilares, uma vez que as cargas são direcionadas ao longo do eixo longo dos dentes.

4) As cargas horizontais são aplicadas de forma mais favorável aos dentes, embora isto normalmente signifique que devem ser adicionados elementos de contraventamento, uma vez que muitos acessórios não têm contraventamento suficiente contra cargas laterais.

5) A retenção é normalmente melhor, em comparação com os fechos normais, porque o encaixe por fricção de um acessório pré-fabricado é extremamente bom, exceto que este contacto estreito tende a desgastar-se e a reduzir-se com o tempo.

6) São particularmente eficazes na prevenção de movimentos de rotação e para trás da base da prótese, um problema comum aos casos unilaterais e bilaterais de sela e livre.

7) Redução da impactação de alimentos, da placa bacteriana e das cáries.

8) Melhoria do conforto do paciente e da eficiência da mastigação.

9) Facilidade de modificação e reparação futura.

Desvantagens da fixação pré-fabricada[12]

1) É necessária a preparação dos dentes, muitas vezes para um grande número de dentes pilares.

2) Os dentes com polpas vitais e grandes correm um certo risco devido à grande quantidade de estrutura dentária que tem de ser removida para conter a matriz do acessório.

3) As coroas com uma altura curta são geralmente desfavoráveis, particularmente com acessórios de canal, porque o ajuste deslizante de uma matriz e patriz de apenas alguns milímetros é inadequado.
4) Apresentam problemas em casos de selas de extremidade livre devido à complexidade do movimento e à sua chamada ação de rutura de tensão, que é muitas vezes teoricamente sólida.
5) Os custos e o tempo são elevados e os conhecimentos técnicos necessários são consideráveis, tanto a nível clínico como laboratorial.

DIAGNÓSTICO

AVALIAÇÃO MÉDICA E DENTÁRIA

O tratamento ótimo do paciente parcialmente edêntulo depende de uma avaliação minuciosa do seu estado geral de saúde, incluindo uma história médica e dentária completa. O tempo despendido na obtenção de um historial de saúde completo é essencial para o planeamento do tratamento.

I) Historial médico:

Deve ser obtido um historial médico de cada paciente que está a ser considerado para o tratamento dentário. Um questionário de saúde é útil para registar dados médicos e psiquiátricos pertinentes para o tratamento. *Os doentes de alto risco submetidos a tratamentos de restauração extensos devem ter o consentimento do médico.*

II) História dentária:

Um registo da história dentária passada do paciente contém frequentemente informações significativas sobre experiências anteriores que podem influenciar, consciente ou inconscientemente, as suas atitudes, motivações e expectativas.

III) Exame:

Deve ser efectuado um exame minucioso das estruturas extra-orais e intra-orais.

a) O exame extra-oral deve ser efectuado para:

- Perfil facial,
- Articulações temporomandibulares,

- Tonicidade dos músculos, e
- Simetria facial,

b) O exame intra-oral deve ser efectuado para:

- Tecidos moles (da bochecha, língua e lábios),
- Extensão e natureza dos tecidos moles da crista residual,
- Frena bucal e labial,
- Fixação de tecido móvel ao longo de toda a crista residual,
- Prateleira bucal,
- Tecidos duros não cortados,
- Tori maxilar / mandibular,
- Crista miloide afiada ou espinhosa,
- Tuberosidades maxilares,
- Área da almofada retromolar,
- Quaisquer lesões cariosas, e
- Qualquer patologia periodontal.

Deve ser efectuado um exame digital dos tecidos duros e moles. Isto ajuda a avaliar a necessidade de correção cirúrgica antes do início do tratamento. Os dentes que têm um estado pulpar questionável são melhor tratados endodonticamente; e são fabricados núcleos de gesso.

IV) Interpretação radiográfica:

É necessário um levantamento radiográfico completo para um exame minucioso antes do fabrico de uma prótese parcial removível.

Os panogramas ajudam a obter informações adicionais sobre as áreas que rodeiam o dente, tais como o seio maxilar, o bordo inferior da mandíbula, os côndilos, etc. No entanto, a maior parte do exame é efectuada utilizando as radiografias periapicais e de bitewing. Deve ser dada importância à lâmina dura que envolve cada dente.

A interpretação radiográfica da área edêntula também é importante. A disposição da trabeculação nas cristas edêntulas deve ser avaliada, bem como o osso alveolar residual remanescente, ou seja, se é composto por osso do tipo alveolar, osso basal ou uma combinação de ambos.

LEVANTAMENTO [6,13,14]

A avaliação do molde de diagnóstico para próteses parciais removíveis de fixação precisa envolve a utilização de um inspetor dentário.

"*O **topógrafo** é essencialmente um paralelómetro, um instrumento utilizado para determinar o paralelismo relativo das superfícies dos dentes ou de outras áreas num molde dos maxilares".* O principal objetivo do topógrafo dentário é ajudar o clínico a determinar um caminho definido para a inserção e remoção da prótese.

As regras para estabelecer um percurso de inserção e remoção baseiam-se nos seguintes critérios:

a) Planos de orientação e controlo de forças
b) Considerações estéticas
c) Contornos biológicos dos dentes
d) Interferência.

a) Planos de orientação e controlo de forças:

Deve ser selecionado um caminho de inserção e remoção que melhor direccione as forças oclusais paralelas ao longo eixo das raízes dos dentes pilares. Se os attachments forem colocados nos retentores em ângulos não paralelos ao longo eixo dos dentes, é provável que se desenvolvam duas condições

a) O pilar pode receber tensões laterais prejudiciais e

b) O doente pode ter dificuldade em inserir e remover a prótese parcial.

b) Considerações estéticas:

A estética é provavelmente a consideração mais importante para a utilização de uma prótese parcial removível com encaixe de precisão. Os attachments devem ser colocados na superfície proximal ou lingual dos dentes pilares primários e dos pônticos.

c) Contorno dentário biológico:

A via de inserção e remoção selecionada para o acessório deve ter em consideração os efeitos que pode ter no contorno do retentor direto. O comprometimento do contorno do dente pode levar a futuros problemas periodontais. O caminho de inserção e remoção selecionado deve acomodar tanto a fixação como os planos de deslizamento sem criar um contorno dentário não natural.

d) Sem interferência de tecidos duros e moles:

A trajetória de inserção e remoção selecionada para o acessório não deve interferir com quaisquer cortes inferiores de tecidos duros ou moles. Os cortes inferiores que não se alinham com o percurso de inserção e remoção podem impedir o assentamento da prótese parcial removível devido ao impacto nos tecidos. Como resultado, os flanges da prótese podem ter de ser desnecessariamente encurtados ou alterados na superfície do tecido para permitir a colocação da prótese.

MÉTODO DE APLICAÇÃO DO INSPECTOR DENTÁRIO:

Etapa 1: O molde de diagnóstico é colocado na mesa de inspeção e o plano oclusal é disposto paralelamente à plataforma horizontal (ou chão).

Etapa 2: A haste de análise é colocada primeiro na superfície interproximal de todos os retentores diretos para verificar o seu grau de paralelismo.

Etapa 3: Em seguida, as superfícies faciais são verificadas para determinar se o acessório intra-coronal pode ser colocado dentro dos limites dos dentes do pilar.

Etapa 4: A haste de análise também é utilizada para verificar as superfícies linguais, especialmente se forem utilizados planos de orientação em conjunto com a fixação intracoronária.

Etapa 5: Além disso, todos os cortes inferiores de tecidos moles e duros são verificados.

Passo 6: O mandril de fixação é então substituído pela haste de análise; e o mandril é colocado contra a superfície proximal de todos os retentores diretos. O objetivo deste procedimento é verificar se o acessório feminino pode ser alojado dentro dos limites normais dos dentes, mesiodistalmente e vestibularmente.

O acessório deve estar alinhado com o eixo longo dos retentores diretos, ser esteticamente aceitável e não interferir com os cortes inferiores dos tecidos duros ou moles.

Se a trajetória de inserção e remoção selecionada não satisfizer este critério, um ligeiro realinhamento da mesa de medição determinará normalmente a melhor trajetória de compromisso possível.

SELECÇÃO DO PILAR E SELECÇÃO DA FIXAÇÃO

SELECÇÃO DO PILAR [6]

A seleção do pilar para a colocação do encaixe requer algumas considerações especiais. Devem ser selecionados dentes pilares sólidos para suportar a prótese e deve ser determinada a localização mais vantajosa para os encaixes. O tamanho e as dimensões dos encaixes a utilizar têm de ser estabelecidos.

Uma avaliação da condição dos dentes pilares é uma consideração primária antes de se poder iniciar qualquer preparação dentária. Deve ser feita uma avaliação da vitalidade e do tamanho da polpa do dente, da condição periodontal, da existência de restaurações anteriores e da posição do dente na arcada dentária.

Recomenda-se a realização de testes à polpa de todos os dentes pilares como parte do diagnóstico. As considerações periodontais devem ser avaliadas e apenas a terapia necessária é fornecida para estabelecer um prognóstico favorável. As coroas do pilar devem ser aplicadas sempre que necessário. Estas podem servir para as seguintes funções:

a) Para melhorar as posições intermaxilares verticais ou horizontais dos dentes pilares e melhorar o seu alinhamento no plano oclusal.
b) Pode proteger os dentes do pilar de futuras cáries.
c) Pode imobilizar os dentes periodontalmente enfraquecidos e proporcionar uma base estável para a prótese parcial removível.

SELECÇÃO DO TIPO DE RETENTOR

Retentor de coroa completa:

A restauração de coroa total é normalmente o retentor de eleição para os dentes pilares que irão alojar a fixação intracoronária. As vantagens dos retentores de coroa total são:

a) Proteção contra o desgaste e as cáries.

b) Os contornos da coroa podem ser estabelecidos e controlados de forma mais ideal.

c) É geralmente mais retentivo do que as várias formas de coberturas parciais.

Indicação: Pilar anterior adjacente a uma extensão distal ou a uma área suportada por dentes edêntulos de longo alcance.

Retentores de cobertura parcial:

A preparação da coroa de três quartos pode ser utilizada em alguns casos, mas pode revelar-se a mais vulnerável. Se a coroa falhar devido à fuga marginal, a prótese parcial também falha. A sua utilização deve ser limitada apenas a dentes pilares que tenham uma coroa clínica longa e que possam acomodar sulcos retentivos auxiliares.

A utilização de pinledges, inlays e onlays como pilar para próteses parciais removíveis fixadas intracoronalmente não é aconselhada na maioria dos casos.

SELECÇÃO DE ACESSÓRIOS

Ao selecionar um sistema de attachments para uma prótese parcial removível, a primeira decisão que deve ser tomada é se deve ser usado um attachment intracoronal ou extracoronal. A segunda decisão a ser tomada é se deve ser utilizado um tipo resiliente ou não resiliente. A terceira consideração é que o maior acessório, que pode ser dado no espaço disponível para obter a máxima estabilidade, retenção e força da prótese.

FIXAÇÃO INTRACORONAL VERSUS EXTRACORONAL

A decisão de utilizar um encaixe intracoronal ou extracoronal deve basear-se no tamanho e na forma dos dentes do pilar. Um attachment intracoronal requer mais preparação e redução dos dentes do que os attachments extra coronais. Se forem utilizados attachments intracoronais onde o espaço é insuficiente, o retentor do pilar será demasiado contornado na superfície proximal, resultando numa restauração que pode criar problemas periodontais.

Quando existe espaço adequado disponível, os encaixes intracoronais são preferidos aos encaixes extracoronais, porque os encaixes intracoronais direcionam de forma mais ideal a força da função ao longo do eixo longo dos dentes do pilar. Quando o espaço é inadequado, pode ser empregue um encaixe extracoronal. As desvantagens associadas a estes acessórios são o braço de alavanca associado a estes acessórios que tem o potencial de dirigir forças que nem sempre são dirigidas ao longo do eixo do retentor direto. Além disso, estas extensões podem criar áreas que serão difíceis para o paciente limpar e manter a saúde do tecido gengival subjacente.

FIXAÇÃO RESILIENTE VERSUS NÃO RESILIENTE

O principal fator determinante para a utilização de uma ligação resiliente ou não resiliente é a preferência pessoal baseada na experiência educacional e clínica.

Os encaixes resilientes permitem uma quantidade predeterminada de movimento entre o retentor do pilar e a prótese parcial removível durante a função. Os attachments não resilientes são attachments rígidos que não funcionam. A maior diferença de filosofia relativamente à utilização de um sistema de encaixe resiliente ou não resiliente ocorre quando se lida com situações de desdentados de extensão distal. A fixação resiliente permite que as forças funcionais sejam direcionadas para o tecido e para o rebordo alveolar, enquanto que uma fixação não resiliente direciona principalmente as forças funcionais verticais para os dentes pilares. Realisticamente, existe alguma partilha da carga funcional em ambos os sistemas.

Sistema de seleção de acessórios EM[6, 10]

O sistema seletor de inserção EM foi dado por **"Mensor" (1970).** Este sistema de seleção é utilizado basicamente para a fixação intracoronal. Mensor enumerou um total de 23 attachments, dos quais 17 são do tipo não resiliente e 5 do tipo resiliente. O comprimento máximo destes acessórios varia entre 5 e 10 mm.

Este sistema utiliza um calibre de encaixe milimétrico codificado por cores para definir uma folga vertical disponível nas regiões edêntulas do molde ocluído para seleção do encaixe. O calibre é feito de plástico e mede 75 mm de comprimento. Está graduado de 3 a 8 mm em incrementos de 1 mm com um código de cores correspondente. O vermelho designa 3 a 4 mm; o amarelo designa 5 a 6 mm; e o preto designa 7 a 8 mm. O medidor é colocado entre os moldes oclusais adjacentes a um dente que irá suportar um acessório. A medição é assim lida numericamente e de acordo com a cor.

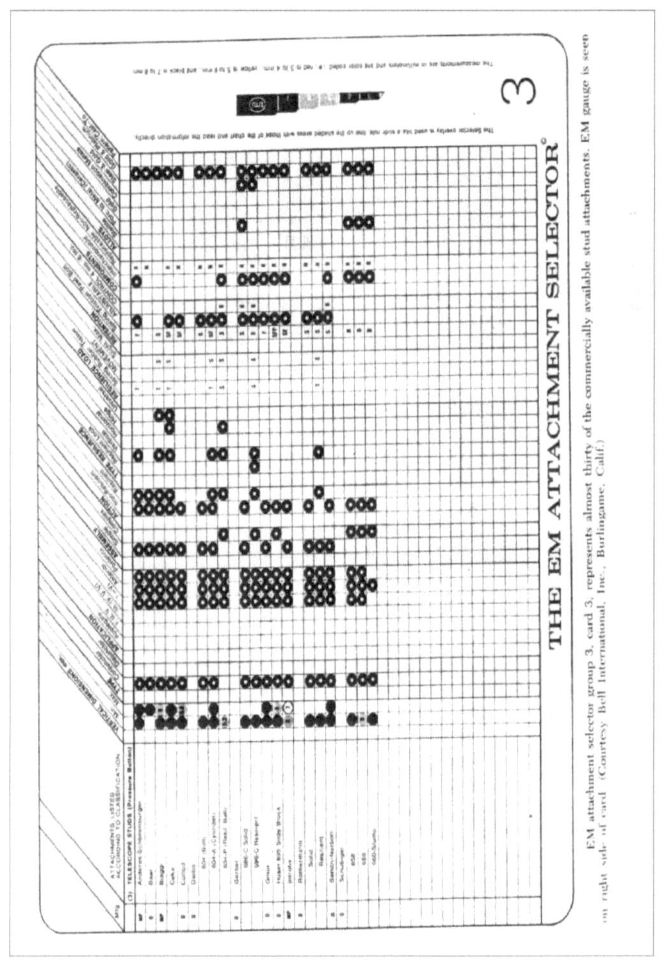

THE E M ATTACHMENT SELECTOR

Sem dúvida O sistema de seleção de acessórios EM pode ser utilizado como um guia para a seleção de acessórios, no entanto, devem ser considerados outros factores para determinar a distância vertical.

Utilização do calibre e do seletor[10, 13]

O gabarito é utilizado para estabelecer o limite de altura. O acessório adequado é primeiro selecionado a partir do grupo de classificação; a sobreposição, que é uma duplicação do índice de informação da linha oblíqua, é alinhada para a seleção de um acessório extracoronal como o DALBO - M e o ponto de informação é lido diretamente a partir do cartão do compêndio. A medida do código de cores com chave representa "Max" - o tamanho disponível comercialmente e "Min" - a quantidade que um acessório pode ser reduzido verticalmente e ainda manter as suas caraterísticas de fabrico.

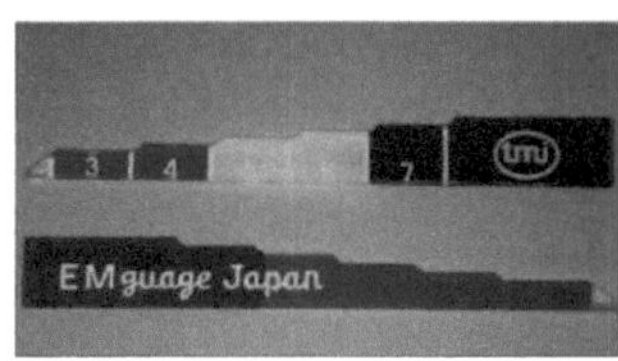

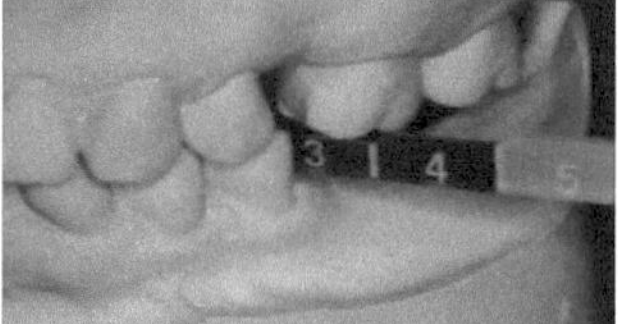

DIFERENTES ANEXOS - UMA ANÁLISE

ANEXOS INTRACORONAIS

Um encaixe intracoronário liga duas secções de prótese dentro do contorno de um dente. Normalmente consiste numa flange que encaixa numa ranhura e as duas unidades são depois unidas na boca.

Estas fixações, tal como as unidades de fecho, servem tanto para a função de retenção como para a função de apoio. A retenção proporcionada por estes acessórios depende principalmente da superfície funcional de contacto entre as duas partes. A ação de suporte é proporcionada pelas superfícies laterais do acessório quando utilizado convencionalmente. Devido à excelente retenção e estabilidade proporcionadas pelos encaixes intracoronários, estes têm aplicações tanto em próteses fixas como removíveis.

Uma vez que a retenção proporcionada por estes acessórios depende em grande medida da fricção entre os dois componentes, é desejável proporcionar a maior área de superfície de fricção possível. A área de superfície disponível para fricção é um produto da secção transversal da peça macho e do seu comprimento. O comprimento do encaixe é determinado pela altura da coroa clínica do dente e é o fator mais importante na retenção e estabilidade do encaixe. A secção transversal do encaixe é limitada, porque é necessário encaixar a peça fêmea dentro da circunferência do dente.

Se a parte feminina da inserção não for rebaixada, o contorno do dente é alterado e é deixada uma projeção permanente na margem gengival da restauração. O comprimento do encaixe é limitado tanto pelos tecidos gengivais como pela área onde a ponta da crista oposta oclui.

Tipos de fixação intracoronal

De acordo com as secções transversais, os acessórios são de dois tipos.

a) Flanges em forma de H.

b) Flanges em forma de T.

A flange em forma de H do acessório moderno tem mais vantagens do que as anteriores flanges em forma de T. A flange de fricção externa da unidade em forma de H praticamente duplica a área da superfície de fricção e reforça a fixação, sem aumentar o tamanho da peça fêmea.

Fixação da popa tipo 7[6]

O Stern Type 7 é um acessório do tipo H de configuração de deslizamento de fricção padrão e é um dos acessórios intracoronais mais populares. A ranhura de expansão escalonada em ambos os lados do macho permite ajustes com uma lâmina de barbear normal. Este ajuste da ranhura escalonada permite o deslizamento

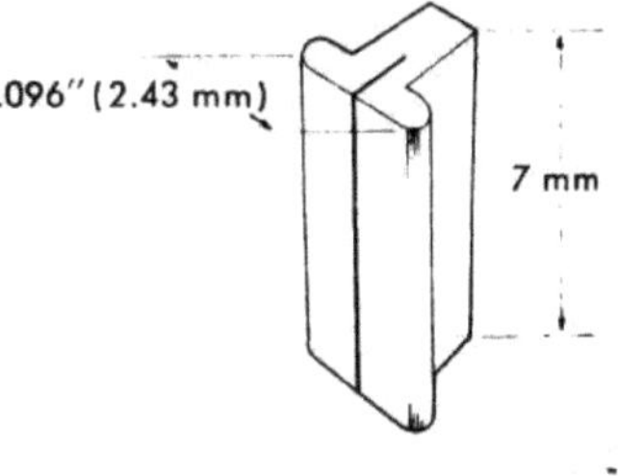

STERN TYPE 7 ATTACHMENT

As faces da porção macho do acessório permanecem paralelas para uma fricção máxima com a parede fêmea. Pode ser alojado em pônticos para aplicações linguais divididas e está disponível no tamanho de 0,096 polegadas.

A parte fêmea do acessório está disponível em três tipos de liga. Estas são *Lo-Cast, Thermafit e 20% Iridium Platinum.* A fêmea Thermafit foi concebida para fundição direta com ligas de metais preciosos e aplicações de porcelana (intervalo de fusão de 2400^0 F a 2500^0 F). A porção fêmea de Platina de Irídio a 20% foi concebida para fundição direta de todas as ligas (intervalo de fusão de 2750^0 F a 2850^0 F). O Lo-Cast foi concebido para fundição direta com metal precioso de baixa fusão ou para soldar aos mesmos metais (intervalo de fusão de 1900^0 F a 2000^0 F).

A fêmea Iridium Platinum está disponível nos tamanhos de 0,096 polegadas e 0,070 pologadas.

Acessório Stern G/A Mini de 0,85 polegadas[6]

A Stern G/A Mini 0,085 polegadas tem a configuração padrão em forma de H com a ranhura de ajuste de retenção no lado gengival do macho.

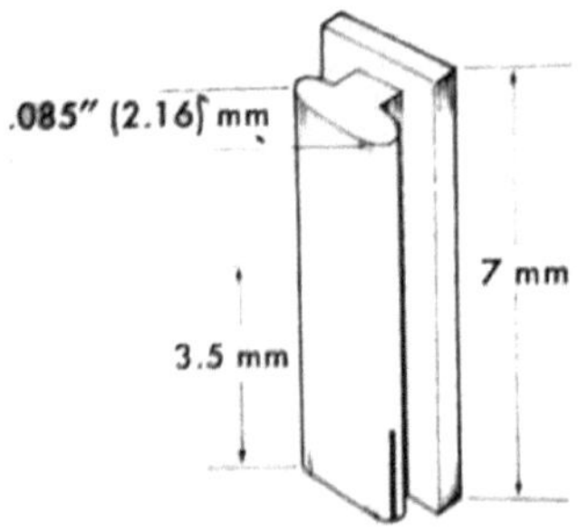

STERN G/A MINI 0.085-INCH ATTACHMENT

Utilizações: Pode ser utilizado em próteses parciais removíveis e em pontes fixas e removíveis.

Fixação à popa com trinco G/L[6, 15]

O acessório de retenção de trinco de popa G/L apresenta um trinco ajustável no macho que encaixa num rebaixo na fêmea, criando assim uma retenção de encaixe. A retenção pode ser ajustada com uma ferramenta especial. A fixação G/L pode ser reduzida verticalmente para um comprimento vertical de apenas 2,62 mm sem perda significativa de retenção.

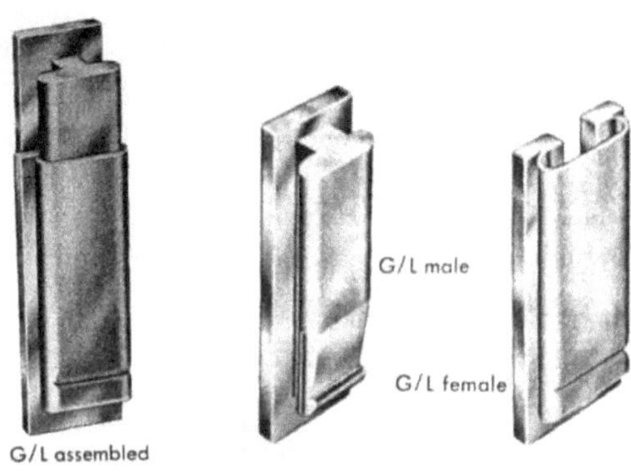

STERN G/L LATCH RETAINED ATTACHMENT

Utilizações: Este acessório pode ser utilizado para pontes fixas removíveis e próteses parciais removíveis.

Micro-anexos de popa G/L[6]

O Stern G/L Micro é o mais pequeno acessório intracoronal ajustável com retenção mecânica. **Baker e Goodkind**, em **1981**, descreveram este acessório. É como o G/L padrão, mas tem cantos quadrados para utilização em locais onde o espaço bucolingual é limitado. O seu tamanho é de 0,070 polegadas. A fêmea está disponível em Lo

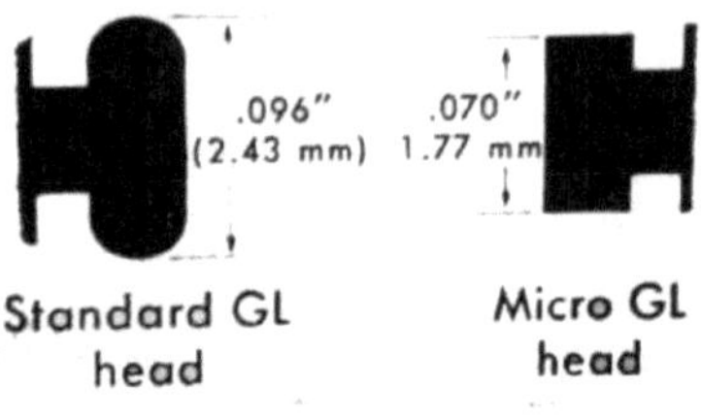

STANDARD G/L MALE AND MICRO G/L

Cast, Thermafit e Iridium Platinum. O macho está disponível em Ceramacast e ESI (Electro Solder It) ou retenção em resina acrílica.

Anexo Stern G/L ESI[6, 15]

O Stern ESI é uma modificação do encaixe standard ou Mini G/L, com uma extensão no macho para soldar eletricamente à estrutura. É utilizado para próteses parciais removíveis de cromo-cobalto, uma vez que proporciona uma ligação forte e positiva entre o macho e a prótese parcial. A junta é coberta por resina, para a proteger dos fluidos da boca. As ranhuras de retenção também podem ser cortadas nas extensões para permitir a retenção direta na base da prótese de resina acrílica e eliminar a necessidade de soldar.

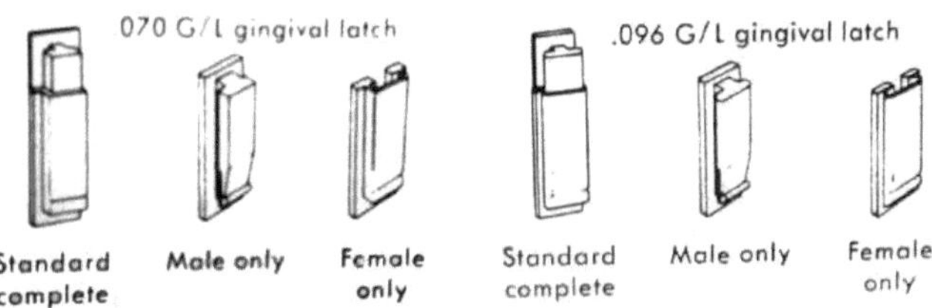

STERN G/L 0.070 AND 0.096 GINGIVAL LATCH

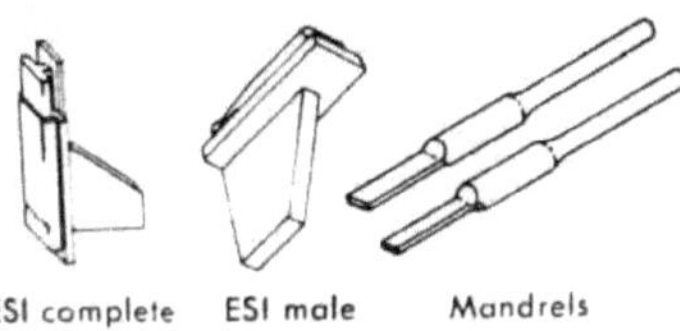

SRERN ESI ATTACHMENT WITH MANDRELS

Cauda de andorinha de popa G/L[6, 15]

A Stern G/L Dovetail é uma unidade G/L padrão, mas com uma extensão em cauda de andorinha no macho para garantir a retenção quando são soldadas ou fundidas com ligas de baixa fusão. Está disponível no tamanho de 0,096 polegadas.

Utilizações: Este acessório funciona bem para a aplicação de pônticos divididos.

Stern JMS[6]

Trata-se de uma reformulação total do sistema intracoronal Stern G/L. A matriz ou fêmea é exatamente a mesma que a fêmea G/L descrita por **Baker e Goodkind** em **1981**. Continua a permitir a utilização do macho ESI metálico em caso de mordida curta. Dito de outra forma, o macho JMS pode ser adaptado a próteses fixas removíveis ou parciais removíveis Stern 0,070 G/L existentes quando ocorrerem falhas de retenção.

A designação JMS significa Jacket Maintenance System (sistema de manutenção da camisa). Não existem peças móveis ou flanges de ajuste neste sistema. A matriz metálica ou macho transporta uma seleção de três revestimentos de nylon formados com precisão ou um revestimento de policarbonato cinzento, que cria uma ligação almofadada e confortável com graus selectivos de retenção. Este revestimento de nylon ou policarbonato é vantajoso, uma vez que elimina o contacto metálico interno dos componentes de fixação, pelo que o desgaste e/ou a perda de retenção ocorre apenas na peça de resina substituível.

A caixa JMS fêmea na sua maior largura é de 3,5 mm e requer uma preparação de caixa superior a 2,3 mm faciolingualmente e uma profundidade de 1,5 mm para a incorporar no contorno normal da coroa. O comprimento vertical é de 8 mm, o que inclui 1 mm de extensão do rebordo gengival que pode ser reduzido para se fundir com o contorno gengival do retentor. A altura vertical da fêmea pode ser reduzida para se adaptar ao espaço interoclusal disponível, mas em nenhuma circunstância esta redução deve exceder 3,5 mm da altura final. Está disponível em 20% Iridium Platinum, com intervalo de fusão de 29000 F a 30000 F e Thermafit, com intervalo de fusão de 2400° F a 2500° F.

O JMS macho é fabricado a partir de uma liga de estelite com uma temperatura de fusão de 2465^0 F. Tem uma cauda de extensão com elementos de retenção que permitem a sua fixação na secção amovível por resina, soldadura ou técnicas de fundição.

As formas de retenção dos casacos proporcionam uma ligação confortável e almofadada e evitam o desgaste da fixação propriamente dita. Existem quatro casacos com código de cores.

i) *Casaco amarelo:* O casaco de nylon amarelo destina-se ao fabrico e à entrega inicial ao doente. Este casaco proporciona um ajuste confortável por fricção sem retenção por mola.

ii) *Casaco vermelho:* O casaco de nylon vermelho é utilizado em doentes que necessitam de mais retenção do que a fornecida pelo casaco amarelo. Proporciona um ajuste por fricção, mas com retenção por encaixe.

iii) *Casaco preto:* O casaco de nylon preto é utilizado em doentes que necessitam de uma retenção máxima. Tem o mesmo ajuste de fricção com maior retenção de encaixe.

iv) *Casaco cinzento:* O revestimento de policarbonato cinzento pode ser utilizado em doentes que continuam a deslocar ou a perder os revestimentos de nylon. Estes requerem um adesivo de cianoacrilato. Tem a mesma retenção por fricção e encaixe que o colete preto.

Utilização: O JMS pode ser utilizado como conetor para próteses parciais de extremidade livre ou limitada e como conetor para pontes posteriores fixas e fixas-removíveis, especificamente das classes I a IV de Kennedy.

Anexo Schatzmann[6, 8, 15]

O acessório Schatzmann é um acessório em cauda de andorinha com retenção mecânica e por fricção. A retenção mecânica ocorre através de um êmbolo com mola alojado no macho. A eliminação ou o encurtamento da mola helicoidal pode reduzir a retenção mecânica. O êmbolo e a mola helicoidal devem ser substituídos em intervalos de aproximadamente 6 meses devido ao desgaste.

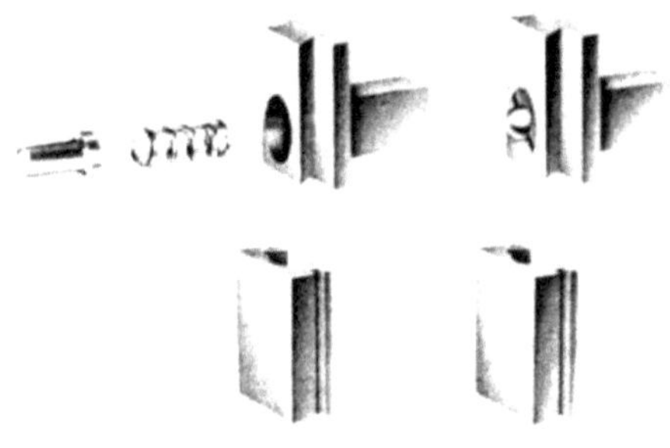

SCHATZMANN ATTACHMENT

A mola helicoidal e o êmbolo são removidos durante o fabrico e quando a prótese é entregue ao doente. A haste de processamento é colocada no orifício do parafuso para eliminar a cobertura de resina do parafuso e para assegurar o acesso ao parafuso. A combinação de retenção mecânica e por fricção é excessiva quando é inserida pela primeira vez e a retenção mecânica adicional não deve ser adicionada até o doente dominar o percurso de inserção e remoção.

Anexo McCollum [6,8,15]

O acessório McCollum é um acessório que oferece uma excelente estabilidade bucolingual. A expansão da ranhura de ajuste na face da fêmea pode aumentar a retenção deste acessório. O macho é soldado à estrutura fundida da prótese. Uma vez que a ranhura de ajuste está localizada apenas num lado do macho, os encaixes do lado direito e esquerdo têm de ser designados e são referidos para utilização na arcada inferior. Ao utilizar os encaixes para uma prótese parcial maxilar, os encaixes direitos devem ser colocados no lado esquerdo e os encaixes esquerdos devem ser colocados no lado direito.

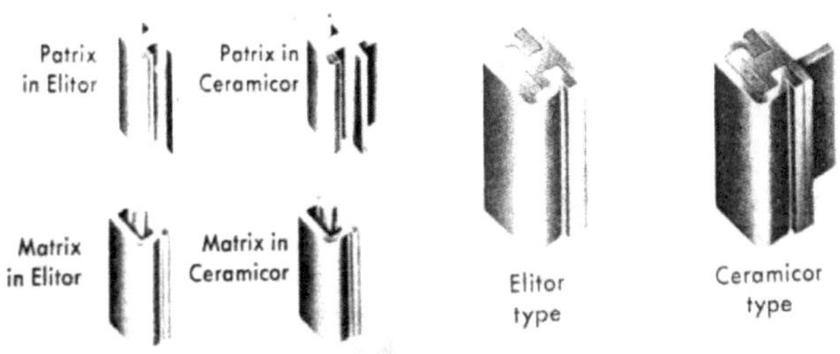

MCCOLLUM ATTACHMENT

O acessório está disponível em dois tamanhos:

- O tamanho mais pequeno é de 5 mm por 2,8 mm por 2 mm;
- O tamanho maior é de 6,4 mm por 3,4 mm por 2 mm.

O macho é cónico no aspeto gengival para facilitar a inserção na fêmea. Está disponível em platina e ouro para soldar ou numa liga de platina e ouro de alta fusão para fundição direta.

Utilização: É indicado para pontes fixas removíveis, próteses parciais removíveis e próteses parciais de extensão distal quando a arcada cruzada está estabilizada.

Anexos Ney[6]

Os acessórios Ney têm dois modelos básicos:

- Os conhecidos "Chayes" com asas ajustáveis e
- O Ney-Loc, design de peça única com caraterística de retenção gengival.

Os tamanhos No. 9 anterior e No. 6 bicúspide e molar, bem como os attachments linguais divididos estão disponíveis no desenho padrão de Ney-Chayes. O n.º 9 é chamado o acessório de contacto proximal pequeno. Tem 0,300 polegadas de altura, 0,100 polegadas de largura e 0,030 polegadas de espessura. O n.º 6 é o acessório de contacto proximal médio. Tem uma altura de 0,250 polegadas, uma largura de 0,125 polegadas e uma espessura de 0,030 polegadas.

Fixação lingual dividida de Ney[6]

O acessório Ney split lingual é a modificação do acessório Ney n.º 9. Tem uma placa de reforço mais larga, com 0,250 polegadas de largura e 0,335 polegadas de comprimento. O Ney-Loc está disponível nos tamanhos anterior e lingual dividido.

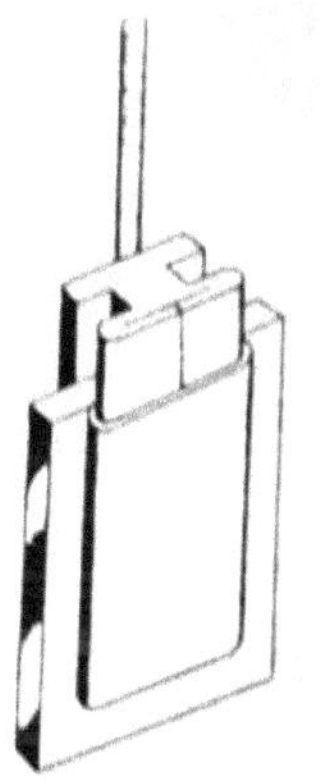

NEY SPLIT LINGUAL ATTACHMENT

Quebra-força de extensão distal de Ney[6]

Para completar o acessório quebra-tensão, a extremidade do eixo é soldada à placa de contacto proximal do acessório Ney na sua posição correta. O tubo retangular é fechado numa extremidade e é também fornecida uma vareta de carbono com cada quebra-tensões para ajudar na operação de soldadura. Um tamanho de disjuntor de tensão pode servir para todas as condições. Não existe qualquer dispositivo mecânico neste quebra-fios que faça regressar a base de extensão distal à sua posição original.

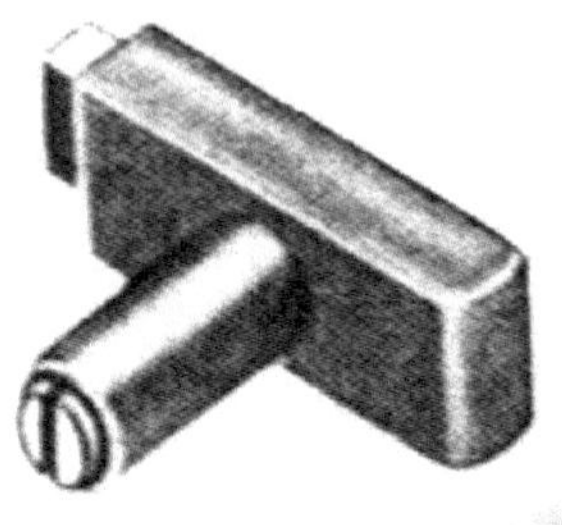

NEY DISTAL EXTENSION STRESS BREAKER

Anexo de padeiro[6]

Os acessórios não resilientes de Baker existem nos tamanhos anterior, bicúspide e molar. O macho tem uma "saia" ou placa de fricção com extensões em ambas as extremidades, o que constitui uma caraterística universal destes encaixes. Esta caraterística universal permite que os acessórios sejam utilizados nas posições direita ou esquerda, superior ou inferior. Para fixar o pilar (macho) à estrutura da prótese parcial, os machos são colocados nas fêmeas com a ranhura de ajuste virada para a face vestibular ou labial. A extremidade da saia indesejável do pilar é então removida.

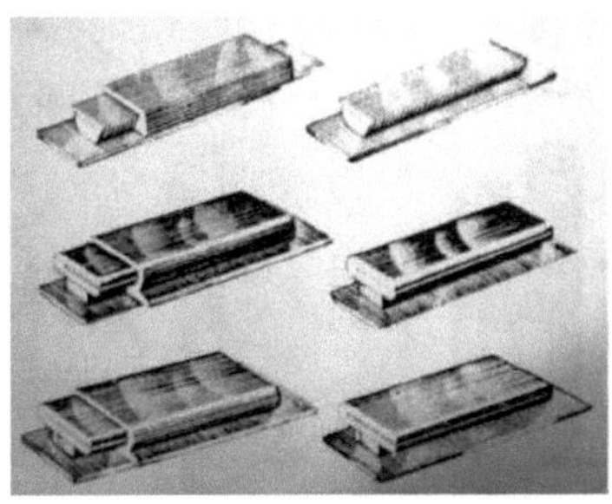

BAKER ATTACHMENT

Os tamanhos dos acessórios de Baker são:

Attachment	Width of female (inches)	Width of male (inches)
Anterior	0.090	0.061
Bicuspid	0.114	0.094
Molar	0.134	0.114

Crismani Anexos[6,8,15]

Os Crismani Attachments estão disponíveis nas formas resiliente e rígida. Os tipos rígidos estão disponíveis tanto com retenção por fricção como por mola mecânica. Um parafuso no macho permite a substituição simples do clipe de ajuste. São recomendados para pontes fixas amovíveis e próteses parciais amovíveis onde a distância entre arcos é limitada e onde a resiliência não é necessária.

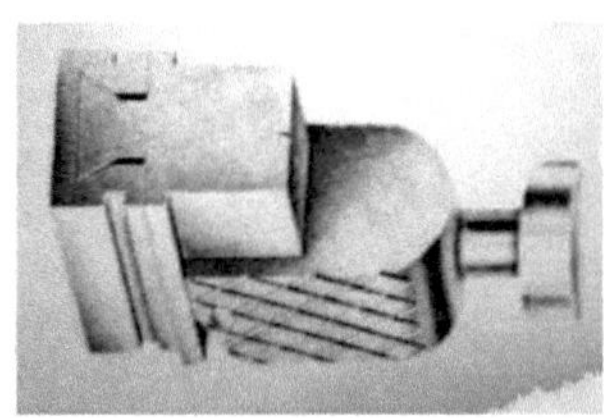

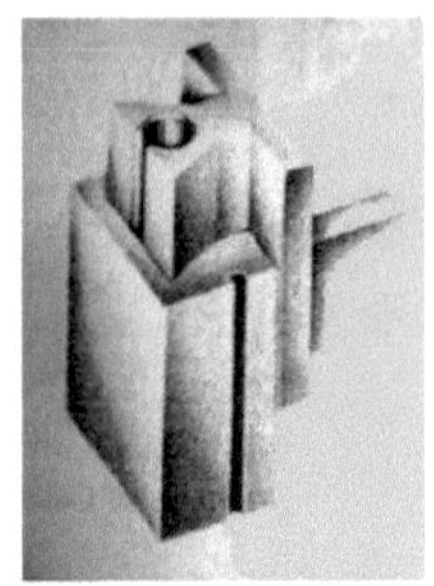

CRISMANI ATTACHMENT

O encaixe articulado, de tipo resiliente, pode ser utilizado em próteses parciais de extensão distal onde se pretende que as bases de extensão funcionem independentemente dos dentes pilares. Tal como a versão rígida, também possui retenção por mola. Este acessório pode ser utilizado como um quebra-forças vertical, ou como uma combinação de ambos.

Fixação por interbloqueio[6]

É um dos acessórios mais populares para pontes seccionais de longo alcance e é ideal para pilares anteriores não paralelos. É praticamente indetetável devido à sua largura vestíbulo-lingual de 1,5 mm. O comprimento de 6 mm permite, por vezes, duas fixações e as flanges metálicas impedem a rotação dos componentes. A flange também pode ser afunilada para se adaptar ao contorno incisal sem reduzir a eficácia do conjunto. O acessório é fornecido em ceramometal para fusão direta com a liga preciosa.

Ancra[15]

O Ancra é um acessório intracoronal bem estabelecido. Esta unidade apresenta um perfil em forma de "H" com flange de fricção externa, enquanto a unidade macho incorpora uma ranhura de cada lado para permitir modificações.

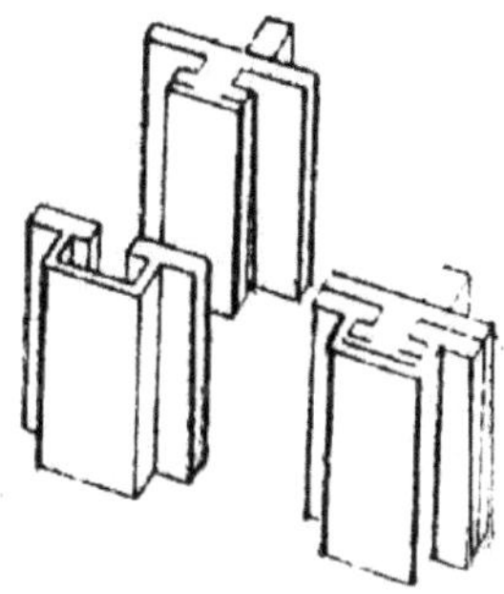

ANCRA ATTACHMENT

Aplicações da fixação intracoronal[15]

Os attachments intracoronais estão entre os mais utilizados de todos os attachments fabricados. Normalmente é necessário um espaço vertical mínimo de 4 mm. Tanto as considerações pulpares como anatómicas devem permitir que a secção feminina seja acomodada no contorno da coroa. É indicada uma análise cuidadosa dos moldes de diagnóstico, uma vez que os erros relativos aos requisitos de espaço podem ser extremamente dispendiosos de corrigir em fases posteriores. As valiosas aplicações dos attachments intracoronários podem ser consideradas sob dois pontos de vista.

1) Retentores

Os attachments intracoronais são retentores eficazes e quase invisíveis para próteses bilaterais e unilaterais.

2) Conectores

As secções de uma prótese fixa podem ser unidas com acessórios intracoronários. Esta possibilidade pode ser útil quando -

a) As próteses não partilham uma via comum de inserção, mas podem ser ligadas rigidamente na boca.

b) O operador prefere limitar o comprimento das peças fundidas individuais ao fazer uma prótese fixa de grande extensão.

c) O prognóstico de um pilar distal é duvidoso. A ligação do segmento posterior com um acessório permite a sua posterior remoção sem danificar a restauração principal. A ranhura do encaixe também pode ser usada mais tarde, para a construção de uma prótese fixa.

I) PRÓTESES PARCIAIS REMOVÍVEIS PARA ESPAÇOS DELIMITADOS

Os attachments intracoronais podem ser utilizados para reter próteses unilaterais e bilaterais.

A) As próteses bilaterais

O conetor principal fornece um apoio transversal ao arco que contribui para a estabilidade da prótese. O retentor do lado oposto, actuando com uma vantagem mecânica considerável, resiste às forças de deslocação horizontal.

Quando utilizado para estes tipos de prótese, um encaixe intracoronal serve as funções de braço de fixação, apoio oclusal e braço de suporte.

B) A prótese unilateral

Uma prótese unilateral pode ser feita quando os dentes de cada lado do espaço podem ser transformados em pilares suficientemente fortes.

A prótese parcial unilateral, retida por grampos, "side-plate", requer um rebaixo nas faces vestibular e lingual dos dentes. A retenção e a estabilidade deste tipo de prótese não resistem frequentemente às forças de deslocação a que será sujeita, pelo que o risco de o paciente inalar ou engolir a prótese deve ser tido em conta. Se uma prótese retida por fecho for confeccionada, ela requer geralmente o apoio de mais de um quadrante da boca; um conetor principal deve, portanto, ser incorporado.

A prótese fixa é normalmente a restauração de eleição para restaurar pequenas lacunas. No entanto, quando é necessário um rebordo para a aparência ou suporte, uma prótese removível tem muito a oferecer. A fixação intracoronal permite a construção de uma prótese removível pequena, rígida e bem conservada.

A prótese fixa é composta por três unidades básicas: uma secção removível e os dois grupos de pilares de cada lado. Embora os encaixes devam ser alinhados com precisão, as trajectórias de inserção dos dois grupos de coroas e da prótese removível podem ser diferentes. Uma ligeira divergência entre as várias vias de inserção ajuda não só a resistir às forças oclusais, mas também às consideráveis forças de deslocação exercidas quando a prótese é removida.

Quando a prótese se torna amovível, a cobertura da mucosa pode ser tratada como um flange de prótese parcial. O rebordo pode contribuir para o suporte da prótese e pode ser rebaixado se ocorrer mais reabsorção. A capacidade de remover a prótese simplifica naturalmente o controlo da placa bacteriana.

II) PRÓTESE PARCIAL REMOVÍVEL DE EXTENSÃO DISTAL

A excelente retenção e estabilidade proporcionadas pela trajetória precisa de inserção do acessório são particularmente valiosas no caso de próteses de extensão distal. Os encaixes intracoronais proporcionam uma junção limpa e rígida entre a prótese e as coroas do pilar. São o acessório de eleição sempre que podem ser utilizados.

Independentemente do cuidado com que a prótese é projectada, os attachments intracoronais usados para reter as próteses de extensão distal estão sujeitos a forças consideráveis. Devem ser selecionados attachments fortes e utilizados em conjunto com braços de suporte lingual. O braço de suporte lingual reduz as cargas a que o pilar está sujeito, minimizando assim o desgaste. Sempre que possível, o braço de suporte deve estar à mesma altura que o encaixe e deve ser transportado para o espaço proximal oposto. Este braço não só aumenta a estabilidade da prótese, como também fornece ao doente um ponto de manuseamento para ajudar a remover e a colocar a prótese.

A prótese de extensão distal requer um mínimo de dois dentes pilares esplintados de cada lado. Quando restam sete ou menos dentes anteriores, é necessário esplintá-los todos juntos para formar um pilar rígido.

A) **Prótese para espaços de extensão distal bilateral**

Os attachments intracoronais podem ser usados para fornecer uma prótese bem retida e estável sem a visibilidade de retentores vestibulares ou labiais. São particularmente úteis quando vários dentes anteriores podem ser ineficazes como retentores de fecho. O espaço adicional normalmente disponível nos dentes superiores torna-os mais úteis para pilares intracoronários. Estes acessórios também podem ser usados para reter muitos tipos diferentes de próteses de extensão distal bilateral, mas os factores limitantes devem ser sempre considerados.

Quando não houver espaço suficiente no pilar mais distal para o acessório, um dente artificial pode ser colocado em cantilever para suportar o acessório. Este tipo de disposição tem vantagens consideráveis, uma vez que o acessório não interfere com o contorno das coroas do pilar, não são necessárias preparações de caixa nos dentes do pilar e pode ser utilizado o comprimento e tamanho máximos do acessório.

As cargas aplicadas pela dentadura aos dentes são transmitidas através dos attachments, agora posicionados em ângulo reto. A maioria dos encaixes pré-fabricados funciona perfeitamente bem nesta posição, se as superfícies laterais estiverem protegidas com um componente da estrutura da prótese.

B) **Prótese para espaços de extensão distal unilateral**

A prótese de extensão distal requer apoio de ambos os lados da mandíbula, mesmo que o espaço a ser restaurado seja apenas de um lado. Tendo em conta os preparativos dentários extensos para a prótese de encaixe (uma prótese retida de encaixe requer preparações de coroa num mínimo de quatro a cinco dentes), devem ser consideradas as vantagens relativas de uma prótese retida de fecho.

Por outro lado, é possível tirar partido dos attachments quando é necessária uma restauração extensa dos pilares. A prótese fixa une o seu pilar mesial e distal, o que permite o posicionamento de um acessório de tamanho generoso no pôntico. É necessária uma caixa ou uma preparação de ombro larga no lado a ser restaurado com a restauração fixa. O acessório e os componentes de suporte associados formam um retentor extremamente limpo e eficaz. Deve ser fornecido um ponto de manuseamento adicional, de preferência em linha com o acessório, para ajudar na remoção da prótese.

Os dentes anteriores inferiores possuem, por vezes, espaço labio-lingual adequado para a colocação de acessórios intracoronários. Por vezes também pode ser utilizado um canino inferior não vital. Se existirem pilares e espaço vertical suficientes, pode ser utilizada uma extensão em cantilever, ou deve ser utilizado outro sistema de retenção.

Quando não existe espaço no lado oposto do maxilar, a prótese pode ser unida aos dentes desse lado por meio de coroas telescópicas e, sempre que possível, deve ser incorporada alguma forma de retentor indireto. Estes acessórios têm uma desvantagem, uma vez que invadem a gengiva quando colocados entre os dentes e, se usados com fecho, podem levar a uma distribuição desfavorável da carga e a danos.

ACESSÓRIOS DE SEMIPRECISÃO

Embora os retentores de fecho tenham servido como retentores eficazes para próteses parciais removíveis, estão longe de ser ideais e deixam muito a desejar. Os esforços para corrigir as suas limitações e o reconhecimento do perigo de potencial descalcificação do esmalte sob o fecho resultam na colocação de restaurações nos dentes pilares. Quando as restaurações são planeadas para os dentes pilares, pode conseguir-se um cumprimento mais satisfatório dos requisitos de uma prótese parcial removível com apoios profundos em vez de apoios oclusais superficiais.

Um retentor bem sucedido deve impedir a deslocação em quatro direcções. A deslocação lateral deve ser contrariada quando as forças actuam da direita para a esquerda e também da esquerda para a direita. A deslocação vertical deve ser contrariada quando as forças actuam de uma direção oclusal para a gengiva e também da gengiva para a direção oclusal. Para cumprir estes requisitos, um aparelho de contenção deve fornecer meios de

1) Transmissão de força lateral.
2) Transmissão da força oclusal.
3) Retenção primária.

Num retentor de descanso raso, dois dos três requisitos básicos, transmissão de força lateral e retenção primária, são delegados ao fecho. Apenas um, o da transmissão da força oclusal, é atribuído ao apoio oclusal. Na contenção profunda, o apoio assume o papel dominante na contenção, assumindo duas das funções necessárias: transmissão de força lateral pelas paredes laterais e transmissão de força oclusal pelo assoalho gengival. Estas funções são executadas de forma mais favorável com as restaurações profundas do que com a combinação de restaurações rasas. Uma contenção profunda também transmite forças laterais numa área mais ampla do que a contenção rasa, uma vez que a contenção profunda está a um nível consideravelmente mais próximo da margem gengival. O fecho é necessário para fornecer apenas retenção primária e, com esta importância reduzida do fecho, podem ser substituídos outros métodos de fixação da retenção primária.

O princípio do retentor de repouso profundo pode ser executado clinicamente tanto com um apoio de precisão como com um apoio de semiprecisão. **Blatterfein**[6] declarou: *"Embora o apoio ou fixação de precisão seja um mecanismo mais sofisticado do que o apoio de semiprecisão, é uma disciplina rigorosa e não tem a versatilidade necessária para lidar eficazmente com as variações clínicas".* A sua utilização nestes casos resulta numa tensão excessiva sobre os dentes do pilar ou num desgaste excessivo do apoio de precisão e do assento do apoio.

Com o apoio de semiprecisão, existe um grande potencial de variação. Podem ser usados vários desenhos para o apoio e muitos métodos para obter a retenção primária podem ser usados em conjunto com o desenho selecionado. O desenho de semi-precisão também controla a quantidade de rotação e a direção do movimento da prótese parcial resultante. Este controlo de rotação não pode ser conseguido com um encaixe de precisão, uma vez que é um sistema pré-fabricado que tem um apoio e um assento de apoio construídos com os mesmos materiais e permite o movimento apenas nas direcções superior e inferior. As paredes laterais de um encaixe de precisão proporcionam a transmissão da força lateral, o pavimento gengival plano proporciona a transmissão da força oclusal e a resistência de fricção entre o apoio e o assento do apoio produz a retenção.

A "Gillette" construiu o primeiro acessório de semi-precisão em 1923[16] . O acessório Gillette tinha braços de fecho forjado vestibular e lingual com um apoio profundo retangular. Nos bicúspides, o braço de fecho vestibular é eliminado para um melhor resultado estético. Esta foi a primeira utilização de um encaixe de semi-precisão numa tentativa de substituir um sistema menos rígido do que o encaixe de precisão e de evitar as alavancas indesejadas do sistema de apoio raso. Um sistema de fixação de repouso profundo é utilizado para mover o fulcro da superfície oclusal do dente para a área gengival, de modo a reduzir a quantidade de torção nesse dente. Para além disso, é introduzida uma aparência estética mais agradável ao eliminar o braço externo do fecho vestibular.

Para determinar a conceção mais adequada de um descanso de semi-precisão para uma situação específica, devem ser consideradas quatro dimensões de um descanso de semi-precisão:

1) A forma oclusal;
2) A forma proximal;
3) A forma do pavimento gengival; e
4) A colocação da superfície proximal.

Formulário de esquema oclusal[16]

Como os sistemas de pousos de semi-precisão são feitos à medida, a forma do contorno oclusal pode ser controlada, resultando no controlo da quantidade de rotação em torno do eixo horizontal. Existem quatro tipos de sistemas de pousos profundos de semi-precisão.

a) A cauda da pomba;

b) A circular;

c) O entalhe;

d) O tipo retangular ou sem bloqueio.

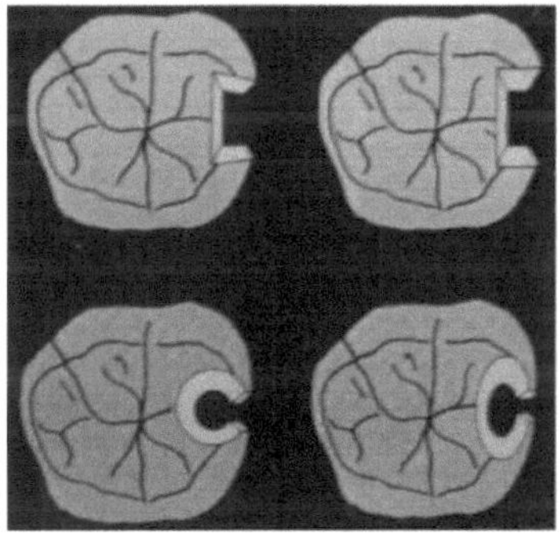

a) Sistema de descanso em cauda de andorinha

A forma do contorno da fixação de precisão é a de uma cauda de andorinha exagerada. Trata-se de um tipo de fecho que simula a forma de uma fixação de precisão, mas não permite a rotação. Se forem fundidos dois metais do mesmo material, um utilizado para o apoio e o outro para o assento do apoio, não haverá rotação. É necessário assegurar que existe uma preparação dentária suficiente na metade proximal do dente pilar para que haja espaço suficiente para o assento do resto dentro dos contornos normais da coroa resultante.

b) O sistema de repouso circular

O apoio circular é também um tipo de apoio de bloqueio que não permite a rotação. Este apoio é utilizado quando a largura vestibular do dente pilar é mínima, como por exemplo na distal das cúspides e em dentes anteriores. Estes apoios podem ser pré-fabricados e são embalados como um sistema metálico ou plástico, ou podem ser fresados na fundição da coroa. O apoio circular, também designado por tubo e fecho, pode ser utilizado em Prostodontia Fixa para unir uma secção anterior a uma posterior, quando o espaço é insuficiente para utilizar um acessório de precisão como conetor.

C) Sistema de encosto de fechadura

O Descanso Mortice é um descanso angulado ou triangular. Embora se trate de um descanso do tipo bloqueio, a rotação pode ser conseguida utilizando o mesmo metal e arredondando os cantos do descanso que se encaixam no assento do descanso, utilizando a técnica de alívio fisiológico de Kratochvil.

Técnica de alívio fisiológico de Kratochvil[17]

Nesta técnica, o clorofórmio e o rouge são pintados sobre o resto da estrutura da prótese parcial. Em seguida, o resto é colocado no assento de descanso intra-oralmente e é feita uma tentativa de o rodar. Depois, as áreas das quais o clorofórmio e o rouge foram limpos são aliviadas até se obter a quantidade de rotação desejada.

O sistema de restauração Mortice pode ser utilizado quando existe uma base de prótese de extensão distal unilateral com um bom rebordo alveolar e um bom suporte periodontal.

Estes também podem ser utilizados para colocação em molares ou bicúspides quando existe espaço bucolingual suficiente. Este sistema de restauro pode ser inserido utilizando padrões de plástico pré-fabricados ou encerando à volta de um mandril. No entanto, o procedimento millin não pode ser utilizado porque as paredes anguladas são difíceis de preparar.

d) Sistema de Descanso Retangular

O sistema de restauração retangular é uma restauração não bloqueada que é ideal para utilização na dentição periodontalmente envolvida e é utilizado no sistema de restauração Thompson em próteses parciais de extensão distal.

II) A forma proximal dos repousos de semi-precisão

A segunda consideração na conceção do sistema de descanso de semi-precisão é o controlo da força lateral, que é determinado pela forma do contorno proximal do assento do descanso de semi-precisão.

Blatterfein afirmou que: *"O ângulo que as paredes laterais do resto fazem com o pavimento gengival é o fator determinante do grau de rigidez e da consequente transmissão de tensões que existe entre o retentor e o dente pilar."* [18]

A forma de contorno proximal controla a rotação em torno do eixo longitudinal numa prótese parcial removível de extensão distal. Se for desejado um alívio do stress devido a um fraco suporte periodontal e se for necessário colocar mais stress nos rebordos alveolares, ou se estiver presente uma situação de extensão distal, é criada uma forma de contorno mais cónica. A utilização de uma forma de contorno proximal afunilada também pode reduzir as tensões laterais nos dentes pilares durante a mastigação. Em situações periodontais severamente afectadas, é concebida uma forma proximal muito cónica. Além disso, quanto mais cónica for a forma proximal, mais fácil será a inserção e remoção do aparelho.

III) Forma do pavimento gengival do resto de semiprecisão

A terceira consideração na conceção do sistema de pousos de semi-precisão é o controlo do pavimento gengival, que serve a função de reciprocidade. A reciprocidade é o meio pelo qual o apoio é mantido no assento do apoio na sua posição pré-determinada. O primeiro tipo de pavimento é um pavimento gengival plano, que pode ser utilizado quando a forma do contorno oclusal é circular ou em cauda de andorinha, uma vez que estas formas de contorno oclusal proporcionam reciprocidade e mantêm o apoio no assento do apoio. Um pavimento gengival inclinado

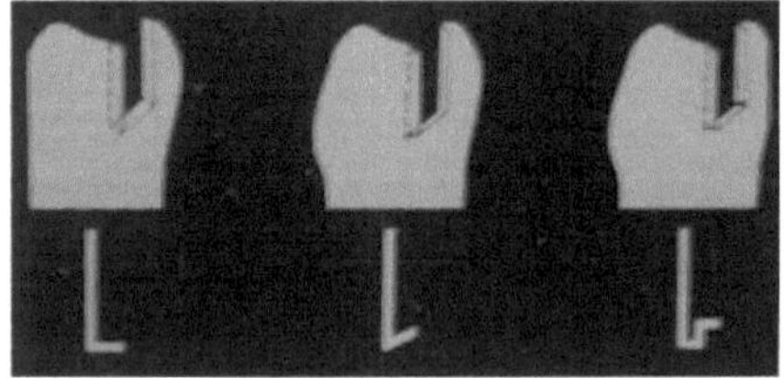

A base inclinada é indicada quando se pretende uma reciprocidade

adicional e é empregue quando se utiliza o apoio Mortice e para obter um grau de rotação da prótese parcial. O apoio Mortice tem um efeito de bloqueio menor do que a cauda de andorinha ou as formas de contorno oclusal circular, pelo que a reciprocidade é aumentada com a base gengival inclinada. A base gengival canalizada é utilizada apenas quando se utiliza a forma de contorno oclusal retangular ou sem travamento, uma vez que não há mais nada para manter o apoio no assento do apoio. Por conseguinte, o pavimento gengival canalizado é utilizado para manter a reciprocidade.

IV) Colocação da superfície proximal do descanso de semiprecisão

Depois de determinado o desenho final de uma restauração de semi-precisão, deve ser selecionada a superfície proximal na qual será colocada. Existem considerações para a sua colocação na superfície proximal adjacente à área edêntula (proximal próxima) ou na superfície proximal afastada da área edêntula (proximal distante). A colocação na superfície proximal próxima cria um sistema de alavanca de classe I em relação à área de retenção de um braço de fecho que pode ser utilizado. A rotação da base da prótese para fora do seu assento basal move o segmento de retenção do braço do fecho para longe do contorno maior do dente e não é encontrada qualquer resistência ao movimento. E, inversamente, a rotação da base da prótese em direção ao seu assento basal, como pode ser causada pela cedência da mucosa ou reabsorção do rebordo, resulta na deslocação da extremidade do fecho para áreas de maior contorno, oferecendo assim resistência quando não é desejada.

Quando colocado na superfície mais proximal, pode ser criado um sistema de alavanca de classe II em relação ao elemento de retenção da prótese. Isto permite que o elemento de retenção resista à deslocação quando o tipo de extensão da base da prótese se afasta do assento basal na presença de um assento de repouso profundo. Esta situação permite a utilização de outras formas de retenção para além de um braço de fecho; por exemplo, um dispositivo de mola. As desvantagens aumentadas são a rutura periodontal, a impactação de alimentos à volta do dente pilar e o movimento excessivo da base da prótese na área da gengiva marginal.

RETENÇÃO EM ACESSÓRIOS DE SEMIPRECISÃO[17], [18]

Uma vez determinado o desenho final do descanso de semi-precisão, deve ser considerado um método para incorporar a retenção primária no retentor. São possíveis numerosas variações com os desenhos dos braços do fecho e podem também ser utilizados vários dispositivos de mola fabricados ou pré-fabricados. Existem sete métodos de retenção para acessórios de semi-precisão:

1) Braço de fecho lingual em meia volta, terminando numa zona de infra-bulge

Ao utilizar uma coroa de ouro fundido com ou sem uma faceta acrílica, os contornos finais da coroa no enceramento são analisados para a colocação correta do apoio profundo e do braço do fecho.

2) Braço de fecho lingual de meia-volta fundido que se estende até uma área infra-bulbar e termina num sulco horizontal.

Esta conceção é utilizada quando se pretende uma maior retenção.

3) Braço de fecho lingual semi-redondo fundido, terminando numa

saliência ou covinha de retenção

Este tipo também permite obter uma maior retenção. A superfície lingual plana é construída e, como não existe contorno, não é necessário um topógrafo para desenhar o braço do fecho lingual. A saliência retentiva, ou covinha, é feita e depois um braço de fecho de cobalto fundido termina nela. Este desenho do braço de retenção não deve ser utilizado com encaixes de semi-precisão bloqueados, mas é adequado para sistemas de semi-precisão não bloqueados.

4) Braço de fecho forjado de calibre 14, meio redondo

Este tipo de fecho é ideal quando são necessárias reparações em qualquer um dos braços do fecho lingual numa superfície de coroa lingual corretamente levantada e contornada. Proporciona uma ação de contraventamento, bem como retenção, e não se fracturam facilmente.

5) O braço redondo de fecho forjado

O braço redondo do fecho forjado serve apenas para a retenção e tende a não se fraturar. O problema com o braço de fecho redondo forjado é que não há ação de suporte. Sem a ação de contraventamento do braço do fecho de retenção, haverá um desgaste excessivo entre o apoio profundo e o assento do apoio e, consequentemente, um movimento excessivo entre o apoio e o assento do apoio. Por conseguinte, é necessário que o braço do fecho lingual tenha uma ação de suporte ou transmissão de força lateral no sistema de fixação de semi-precisão.

6) Um fecho de barra

Trata-se de uma retenção do tipo "push" em vez de um tipo "pull". Este tipo de dispositivo de retenção elimina o braço lingual e proporciona uma retenção superior. No entanto, o conetor menor que atravessa o tecido gengival pode criar problemas periodontais. Se for utilizado um fecho de barra, este deve ser aumentado com algum tipo de braço de contraventamento proveniente do lado distolingual para adicionar ação de contraventamento.

7) O dispositivo de mola

Os tipos gerais de dispositivos de mola utilizados nas próteses parciais removíveis são

a) Fecho de mola Sherer
b) O tacógrafo - Dispositivo de mola EZ
c) O anexo C e L
d) O fecho de mola Neurohr

a) Fecho de mola Sherer[16 17]

O Sherer Spring Lock é um dos primeiros tipos de dispositivos de retenção. O dispositivo de Sherer utiliza uma base Mortice, que é afunilada oclusogingivalmente na superfície disto-proximal do dente pilar. Existe uma ranhura horizontal na superfície bucogengival proximal por baixo da área gengival do assento de descanso, e utiliza uma mola plana em forma de L para retenção que se estende desde a superfície oclusal até ao aspeto lingual da coroa por baixo da área gengival do assento de descanso. A extremidade da mola, uma vez em posição, oferece resistência ao deslocamento oclusal ao inclinar-se contra a saliência. Para remover a prótese parcial, a mola tem de ser libertada pelo doente, inserindo a unha entre a ranhura e a mola. O braço de suporte não está incluído no desenho original de Sherer, pelo que tem a desvantagem de causar um grande desgaste entre o apoio e o assento do apoio. O braço de suporte pode ser colocado na superfície lingual da coroa. Este dispositivo tem aplicação em casos de coroas muito curtas, em que o comprimento oclusogengival total da fundição da coroa é de cerca de 4 mm.

b) O dispositivo Tach - EZ Spring[17]

Trata-se de um sistema pré-fabricado que utiliza um dispositivo de mola de retenção ajustável e enrolado que coloca a porção de retenção na superfície distal ou perto da zona proximal. A extremidade arredondada da barra saliente encaixa numa cavidade cortada na fundição da coroa. O resto deve estar no lado distal para evitar quaisquer problemas periodontais e reabsorção óssea. Deve ser colocado um braço de suporte na superfície lingual da fundição da coroa do pilar.

c) O dispositivo de molas C e L[17]

O dispositivo C e L Spring é outra variação deste tipo, que emprega uma mola plana, em vez de um dispositivo de mola enrolada, na superfície distal do pilar. Sempre que um descanso profundo é colocado interproximalmente na zona mais proximal, a impactação de alimentos e o movimento excessivo da base da extensão distal contra os tecidos gengivais marginais podem criar problemas periodontais. Para evitar estes problemas, é necessária uma supervisão atenta do caso, com a rebase periódica da base da prótese quando ocorre o movimento indesejado.

d) O fecho de mola Neurohr[19]

O Neurohr Spring Lock é o dispositivo de retenção de molas com menos problemas de manutenção e tem sido utilizado durante o maior período de tempo. O Dr. **Ferdinand Neurohr** introduziu-o em 1930. Foi originalmente utilizado em pontes amovíveis móveis. Utilizou um conetor principal dividido (a prótese parcial de extensão distal requer alívio de tensão). A parte superior ligava as partes suportadas pelos dentes e a parte inferior ligava as partes edêntulas. A quantidade de alívio de tensão obtida foi determinada pela quantidade de solda utilizada para ligar a parte superior à parte inferior do conetor principal. Quanto maior for o alívio de tensão desejado, menor será a quantidade de solda utilizada; se for necessário menos alívio de tensão, a maior parte da barra é soldada. O problema que ocorreu foi a cristalização da barra dividida devido à saliva e aos alimentos e a perda do relevo.

E. Bruce Clark e **E Franklin Smith**[19] também experimentaram alguns projectos. Em 1079, **Morris J. Thompson**[19] modificou os seus projectos e criou o seu descanso de cavilha Thompson, que ainda hoje é utilizado.

Cavilha Thompson[19, 20]

O retentor Thompson Dowel é um retentor intracoronário de semi-precisão que combina a maioria das vantagens dos retentores pré-fabricados e também oferece retenção indireta e tensão quebrada para que possa ser utilizado com bases de extensão mesial ou distal. Como proporciona retenção fora do dente, pode ser utilizado com coroas relativamente curtas.

Utilizou o princípio de Neurohr para o descanso não bloqueado, mas utilizou-o com um braço de fecho lingual que empregava uma saliência de retenção e um braço de suporte mesial de uma mola proveniente de um conetor principal.

Este retentor é construído individualmente para cada prótese parcial, e pode ser variado para satisfazer as exigências particulares de cada paciente. Este facto confere ao retentor de cavilha uma versatilidade de design que não pode ser alcançada com retentores fabricados.

Morrison, Knowles e **Harris** forneceram as explicações para o Cavilha Thompson. ,[2021] ,[22]

Componentes e dimensões do retentor de cavilha Thompson

A parte do recetáculo (fêmea) do retentor Thompson Dowel é constituída por duas partes. A parte superior é designada por recesso cónico e a secção inferior é designada por poço. O recesso cónico abre-se oclusogingivalmente. A parede lingual do recesso cónico é paralela à parede lingual do recesso cónico do lado oposto da arcada, e a sua parede vestibular é suficientemente alargada para eliminar o bloqueio mecânico durante a função. As medidas máximas são 2,5 mm vestibularmente e 3 a 3,5 mm oclusogengivalmente. O recesso afunilado prolonga-se gengivalmente para se tornar no alvéolo, que tem uma forma oval vestibular no fundo e é contínuo com as paredes axial, vestibular e lingual.

As medidas mínimas para o alvéolo são cerca de 2 mm vestibularmente, 1,5 mm mesiodistalmente e 1,5 a 2 mm de profundidade. É necessário acrescentar pelo menos mais 3,5 mm de profundidade para o alvéolo num dente maxilar, porque é necessária uma retenção adicional para uma prótese parcial superior.

A parede axial do recipiente deste retentor estende-se desde a superfície oclusal do dente até ao fundo do alvéolo numa altura mínima de

4 a 5 mm. O metal da parede axial deve ter uma espessura mínima de 0,4 a 0,5 mm.

Os recessos cónicos e as cavidades em ambos os retentores devem ser colocados de modo a que as suas paredes axiais sejam paralelas à linha de fulcro com as suas paredes linguais em ângulo reto com a linha de fulcro. Esta angulação dá a direção correta à força vertical que actua sobre as bases de extensão. Os retentores nem sempre se abrem para as cristas edêntulas. A sua colocação é determinada pelas posições dos dentes na arcada. O recesso retentivo situa-se na face lingual do dente, ao nível da prateleira e numa linha contínua com o seu bordo interno.

O acessório (contraparte masculina) é moldado para encaixar no recetáculo (contraparte feminina) e é contínuo com a estrutura edêntula da prótese parcial removível. A parte do acessório que se encaixa na cavidade do dente de retenção é conhecida como cavilha.

Uma extensão do conetor principal, um braço de retenção de mola lingual, contém uma saliência, que se encaixa no recesso de retenção. O braço flexível está localizado adjacente à superfície lingual do dente de retenção e tem frequentemente uma extensão mesial ou distal que não tem caraterísticas de retenção, mas serve como um braço de orientação para orientar a colocação da prótese parcial removível.

O posicionamento do recesso retentivo oposto às áreas de prateleira permite a retenção mesmo durante o carregamento vertical da base de extensão. O rebaixo de retenção deve ser colocado paralelamente à linha de fulcro, que intersecta os dois poços.

Um braço de remoção curto ou alavanca de libertação é também colocado discretamente na superfície vestibular do dente de retenção, o que ajuda na remoção da prótese. Este braço não tem caraterísticas de retenção ou estabilização e pode ser removido quando o doente se familiarizar com a restauração.

Funções do retentor de cavilha Thompson

a. A base da cavilha fornece um suporte vertical para a prótese parcial amovível quando esta assenta na cavidade.
b. As paredes linguais nos dentes de retenção e o assentamento das cavilhas proporcionam o suporte.
c. As cavilhas paralelas nos dentes pilares em lados opostos da arcada dentária ajudam a obter um apoio transversal da arcada.
d. Nas próteses parciais removíveis de extensão distal ou mesial, as cavilhas podem ser ligeiramente aparadas na parte da cavidade da sua superfície axial para que possam inclinar-se distalmente nas cavidades e minimizar o torque nos dentes do pilar.
e. A cavilha deve ser concebida de modo a não entrar em contacto com o ombro até ocorrer o deslocamento distal máximo da prótese. Isto permite que o pilar funcione com um binário mínimo.
f. Quando as forças puxam as bases da prótese de extensão distal para longe dos tecidos, a porção oclusal da cavilha consegue uma retenção indireta, uma vez que entra em contacto com o ângulo da linha axio-oclusal no dente pilar. A cavilha move-se distalmente no fundo do poço e proporciona uma retenção indireta adicional

Na conceção de Thompson, surgiram os seguintes problemas[19]

1) Cristalização do conetor principal dividido.

2) A parte de retenção do braço do fecho deveria estar na extremidade, em vez de estar adjacente ao assento de repouso, devido à necessidade futura de ajuste do fecho para retenção.
3) Se ocorresse uma fratura do braço do fecho, havia um problema em reposicionar o braço do fecho exatamente como estava.

Modificação de Van Dam[14, 19]

Esta modificação eliminou o braço de suporte mesial, o que resultou num desgaste excessivo entre o apoio e o assento do apoio. O resultado foi um encaixe muito desleixado e os pacientes queixaram-se de mover a prótese parcial amovível.

Modificações da varinha mágica[19]

As suas modificações evitaram o problema da rutura da fenda, empregando um fecho ortodôntico de 0,082 bolas forjadas na saliência de retenção. Havia retenção mas não havia ação de contraventamento, pelo que o descanso no assento de descanso se desgastava rapidamente.

Modificações da Blatterfein[19, 23]

Esta modificação envolveu a colocação de um conetor menor mesial a meio caminho entre a margem gengival do dente e a superfície oclusal e, em seguida, um braço de fecho que se estende desde a mesial até ao lado distal e termina na saliência retentiva. O terço flexível do braço do fecho pode ser ajustado. Se ocorrer uma rotura, pode ser encerado outro braço de fecho e soldado ao conetor menor.

O pino deslizante[20]

Em situações em que é necessário permitir um movimento limitado da base da prótese de extensão, uma vez que o tecido resiliente é deslocado sob tensão, e ainda assim não permitir o movimento oclusal da prótese parcial removível, como numa prótese parcial removível de extensão mesial em que não restam dentes anteriores suficientes para suportar a carga funcional; a cavilha deslizante pode ser utilizada. Permite algum movimento vertical nos tecidos resilientes antes de a cavilha entrar em contacto com o chão do poço. O recesso e a cavidade não são cónicos, mas são construídos com paredes quase paralelas. A parte macho do acessório é aparada para produzir a quantidade desejada de movimento vertical.

Se um recesso retentivo for usado na superfície lingual da coroa, o recesso é alongado gengivalmente para igualar a quantidade de ajustes ao pino. Na maioria dos casos, os recessos não são colocados nestas coroas, uma vez que é melhor colocar os retentores nos dentes de retenção principais, mais atrás na boca.

A bucha deslizante auxilia a retenção indireta e, ao limitar a quantidade de movimento dos tecidos na região anterior, mantém a função adequada dos retentores nos dentes posteriores.

Vantagens dos acessórios para cavilhas em relação aos acessórios de precisão[19]

1) O encaixe pode ser feito mais pequeno do que para os encaixes de precisão. Por esta razão, podem ser colocadas na superfície proximal dos incisivos laterais superiores quando estes dentes têm de ser esplintados nos dentes vizinhos.
2) Podem ser utilizados em dentes com coroa clínica curta.

3) O custo reduzido e a construção relativamente simples tornam-nas acessíveis a um maior número de pessoas.
4) O desgaste da fixação do pino e da caixa é mínimo porque o ouro de fundição utilizado para ambas as peças tem uma dureza semelhante.
5) Estes acessórios são fáceis de reparar e manusear.
6) Estas fixações internas eliminam a preocupação com as cáries e outras forças destrutivas que podem ocorrer quando são utilizados grampos.
7) De acordo com **Kratochvil e colegas**[24] "A cavilha Thompson induziu padrões de tensão mais favoráveis quando os pilares foram esplintados" em comparação com os attachments Dalbo MK e os retentores de attachment Stern gold tipo 7.

Thompson[19] partiu do princípio de que o eixo de rotação se situava na zona média do poço da cavilha, enquanto **Koper** ,[2026] e, mais tarde, **Knowles**[21 ,26] pensaram mais corretamente que se encontrava alinhado com a linha de prateleira interior do pilar de retenção.

Neil S. McLeod[26] fez uma análise teórica do retentor intracoronal de semi-precisão Thompson Dowel e a sua análise ajudou a localizar o centro de rotação durante a função e identificou os factores que afectam a sua posição. O grau em que o Dowel deve ser aliviado para permitir uma rotação sem restrições também pode ser estabelecido.

Sistema de fixação de pinos de ombro no canal

Steiger desenvolveu originalmente esta técnica[15]. ***Steiger e Boitel*** *descreveram-na em 1959*[16]. Ela é adequada para uso em dentes rotacionados. Estes dentes pilares rotacionados dificultam bastante a construção do típico encaixe intracoronário alojado dentro dos contornos normais do dente, devido à necessidade de colocar o apoio profundo na zona proximal e de seguir o resto do rebordo alveolar edêntulo.

O encaixe de pino de ombro Channels consiste num casquilho lingual fresado com canais de guia mesial e distal ou ranhuras na fundição do pilar. A manga lingual proporciona uma excelente ação de suporte. A parte restante contém o casquilho lingual com pinos de arame forjado retentivos que se encaixam nos canais construídos na fundição do pilar. *A retenção é proporcionada por uma série de pinos de lados paralelos, aumentados por ranhuras de orientação, e pelo contacto entre as duas secções da coroa.*[27] Com a utilização deste acessório, este sistema pode ser utilizado sem construir demasiado ou distorcer o contorno das coroas em dentes rodados. Este acessório tem um design em ferradura. Quando utilizado num único dente pilar, é incorporado um suporte oclusal que se encaixa num canal ou ranhura oclusal preparado para evitar a distorção do retentor. Um encaixe de pino de ombro de canal contínuo não tem suporte oclusal.

Os requisitos para a fixação do ombro do canal - pino são[16]

1) O comprimento mínimo dos pinos de retenção é de 3,0 a 3,5 mm
2) Existem dois tipos de canais - canais de guia para guiar o retentor no lugar e canais de pino para guiar o pino de retenção em contacto friccional.

3) O diâmetro dos canais é de 0,7 mm.
4) A direção de inserção dos canais é determinada pelo elemento de orientação.
5) O ombro não tem um ângulo reto, mas sim a forma de uma caleira. O ombro serve de apoio e a sua largura não é superior a 1 mm.
6) O elemento de suporte do ombro recebe e absorve as forças de corte ou as tensões verticais.
7) Os pinos devem ser soldados e nunca fundidos, e devem ser construídos com arame de fecho forjado de calibre 17, com um comprimento mínimo de 3,0 a 3,5 mm.
8) Pino ou pinos: Este elemento de fricção suave oferece resistência à separação da coroa do retentor.

Anexos extracoronais

O termo attachment extracoronário pode ser aplicado às unidades que têm parte ou todo o seu mecanismo fora do contorno de um dente. Têm a sua principal aplicação em próteses de extensão distal; no entanto, podem ser utilizados para reter restaurações em espaços delimitados. Os attachments extracoronários podem ser descritos em três grupos diferentes:

a) Unidades de projeção

Projetam-se a partir da coroa do pilar e não requerem preparação da caixa. Estas unidades de projeção têm a desvantagem da acumulação de placa bacteriana. Estas unidades podem ser subdivididas em dois grupos.

i) Unidades de projeção rígidas
ii) Unidades de projeção que permitem jogar entre as duas secções.

b) Unidades de ligação

Estas unidades proporcionam uma articulação entre duas secções de uma prótese removível, mas não fixam a prótese a um dente.

c) Unidades combinadas

Uma unidade combinada consiste em dois encaixes; um elemento de ligação do tipo dobradiça fora do dente, unido diretamente a um encaixe intracoronário. As secções macho dos encaixes combinados podem ser intercambiáveis com as de um encaixe intracoronário equivalente. Não é deixada qualquer projeção quando a prótese é removida, mas requerem preparações de caixa. Pela sua própria natureza, estas unidades tendem a ser complexas e incómodas.

UNIDADES DE PROJECÇÃO

A conceção da maioria das unidades de projeção é um compromisso entre requisitos contraditórios.

Vantagens[15]

1) A altura da unidade de projeção determina o comprimento do percurso de inserção, a retenção disponível e a sua capacidade de resistir a cargas de rotação em torno de um eixo sagital. Para além da retenção, a altura da unidade é uma caraterística importante da resistência ao desgaste.
2) A largura do acessório afecta a sua resistência e também proporciona volume para a incorporação do dispositivo de retenção. A forma da unidade pode ter de ser modificada para evitar deslizamentos ou movimentos de inclinação indesejáveis.
3) A incorporação de braços de suporte pode compensar a superfície

lateral reduzida, enquanto a construção meticulosa da base da prótese fixa reduzirá as forças aplicadas. A área de contacto adicional da superfície lateral produzida por um braço de contraventamento é uma forma útil de ultrapassar os efeitos da redução do comprimento do acessório.

Desvantagens[15]

1) Quanto maior for o comprimento da unidade de projeção, maiores serão os problemas de controlo da placa bacteriana.
2) Em segundo lugar, um comprimento maior requer mais espaço dentro da prótese para o encaixe. Se o encaixe não estiver alinhado com o eixo longo do rebordo edêntulo, os encaixes mais longos podem produzir uma protuberância lingual inaceitável na prótese.

Os encaixes rígidos extracoronais tendem a ser um pouco mais volumosos do que os que permitem um certo grau de jogo. Se as superfícies laterais destas unidades forem suficientemente grandes e de lados paralelos, podem ser utilizadas em conjunto com os encaixes intracoronais e são úteis para determinados tipos de próteses de extensão distal unilateral. Outras aplicações incluem a restauração de espaços delimitados e de espaços de extensão distal bilateral.

Exemplos

A) Unidade Stabilex[8, 15]

É um dos acessórios extracoronários mais simples. Este acessório tem uma patela enrolada que se estende desde uma placa de soldadura, que pode ser fundida ou soldada, até ao retentor. A eficiência mecânica do acessório é evidente. Proporciona uma ligação rígida entre as secções macho e fêmea com uma retenção adicional, que é fornecida pelos pinos. A retenção dos pinos é ajustável, mas o pino extra pode ser desaparafusado e substituído, se necessário. Para o efeito, é fabricada uma chave de fendas especial. Esta fixação robusta proporciona uma retenção extremamente eficaz.

Desvantagens

1) É volumoso.

2) O controlo da placa bacteriana é difícil.

3) O maior inconveniente é o seu comprimento, uma vez que requer mais de 4 mm de espaço vertical, pelo que não pode ser utilizado em situações em que não existe um espaço generoso disponível.

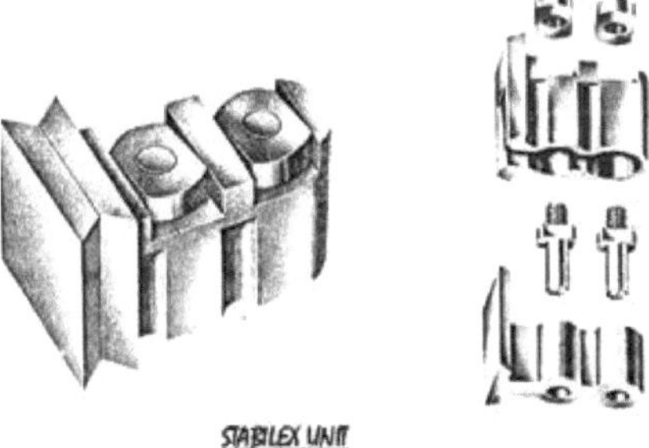

B) O acessório Conex[15, 28]

O Conex Attachment partilha uma ascendência comum com o Stabilex. É mais pequeno mesiodistalmente. Uma série de aperfeiçoamentos reduziu o volume desta unidade, facilitando o controlo da placa bacteriana e melhorando a sua retenção. Os lados paralelos proporcionam um percurso de inserção preciso e, por conseguinte, resistem às forças de rotação. Possui um pino de retenção central, que pode ser desaparafusado e substituído. Os pinos utilizados no encaixe Conex são de dois tipos. Um deles proporciona uma retenção por fricção e o outro proporciona um bloqueio mecânico.

A retenção desta unidade é tão eficaz que é fabricado um dispositivo de separação especial para ajudar a separar as duas secções. A retenção da cavilha central pode ser ajustada introduzindo um instrumento especial na extremidade oposta, que pode ser utilizado para desapertar a cavilha. Não deve ser soldada à secção amovível do acessório. Existe uma etiqueta adicional especial que pode ser aparafusada na parte de trás do acessório.

Aplicações: Próteses parciais removíveis fixas ou operadas e infra-estruturas de implantes.

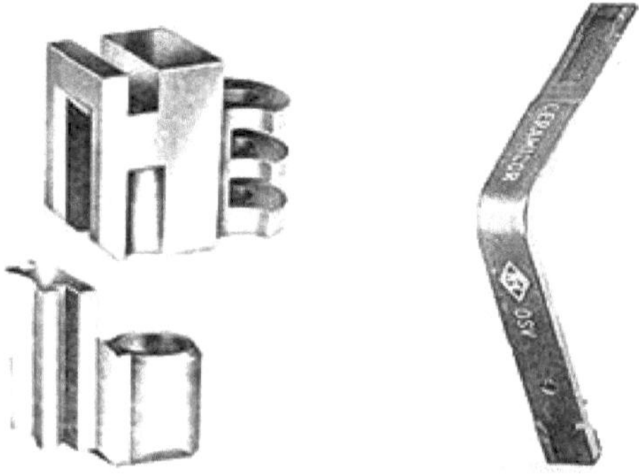

CONEX ATTACHMENT AND SPECIAL TOOL

C) Um acessório Conex modificado [15]

A modificação do encaixe Conex permite ao operador aparafusar as secções removíveis da prótese no lugar. Isto pode ter aplicação para certas próteses suportadas por dentes, desde que seja possível um controlo adequado da placa bacteriana. A retenção do pino especial é ajustada com o parafuso mais longo. Este parafuso mais longo também é utilizado para manter o pino no sítio. Em circunstâncias excepcionais, o acessório pode ser convertido numa unidade amovível, cortando a extensão do parafuso.

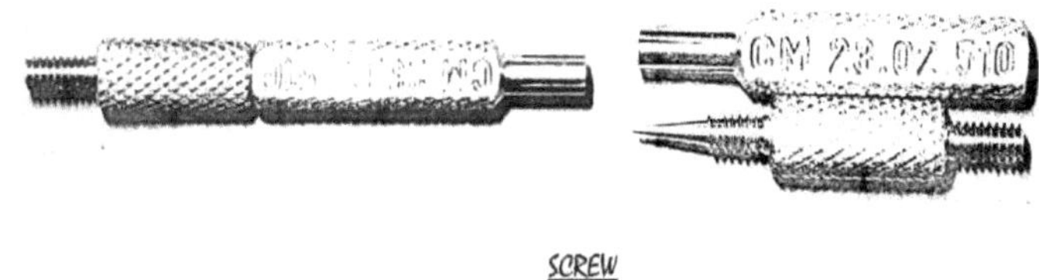

Os braços de suporte não precisam de ser utilizados, mas se forem colocados permitem um fácil assentamento e remoção da restauração.

Utilizações dos acessórios Conex

1) Para retenção de próteses removíveis, especialmente em próteses de extensão distal.

2) Quando se pretende restaurar espaços de extensão distal unilateral, os lados paralelos do Conex permitem a sua utilização em conjunto com fixações intracoronais no lado contra-lateral.

3) Retenção de pequenas restaurações para espaços delimitados.

4) Podem ser utilizados em conjunto com acessórios intracoronários e coroas telescópicas, desde que tenham lados paralelos.

D) O apego escocês [15]

O Scot Attachment é um sistema extracoronal produzido em laboratório. Pode ser rígido ou pode permitir movimento, dependendo da inclusão de uma articulação axial rotativa. Pode ser adquirido como uma peça de plástico que pode ser cortada à medida no molde mestre. A retenção é proporcionada pelo aperto por fricção da coroa telescópica amovível no conetor cónico. Esta disposição compensa o desgaste, uma vez que a secção exterior simplesmente desliza mais para baixo sobre a contraparte. Os pinos de irido-platina de lados paralelos que são incorporados quando o padrão da secção amovível é construído em cera, proporcionam uma retenção suplementar.

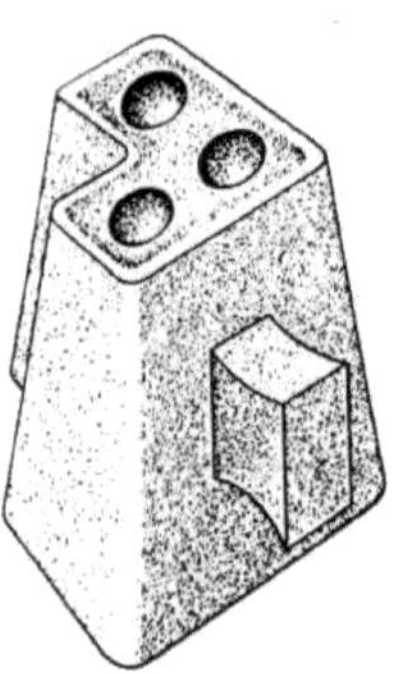

THE SCOT ATTACHMENT

O encaixe Scot tem a vantagem de colocar as unidades de projeção afastadas da margem gengival e, por conseguinte, ajuda a manter a higiene oral; por outro lado, tem a desvantagem ou restrições à sua utilização, desde que estejam presentes pilares de resistência adequada e exista espaço vertical e bucolingual suficiente para o encaixe.

Para além da retenção de próteses de extensão distal, esta unidade versátil pode ser utilizada para reter próteses anteriores removíveis. O seu desenho permite também uma adaptação estreita à mucosa subjacente.

E) O anexo Dalbo ,[815, 28]

Os encaixes Dalbo também permitem o jogo entre as duas secções. A unidade macho é soldada à superfície das coroas do pilar, formando uma projeção à qual o elemento fêmea, enterrado na dentadura, pode ser unido. A parte macho do desenho Dalbo projecta-se como uma barra em forma de L com uma junta esférica na extremidade inferior. A secção feminina encaixa sobre a barra e encaixa nos lados da ligação esférica do macho. Este bloqueio entre o encaixe e a esfera proporciona a retenção direta da unidade, que é ajustável dobrando suavemente as molas de dedo à volta da extremidade aberta do encaixe.

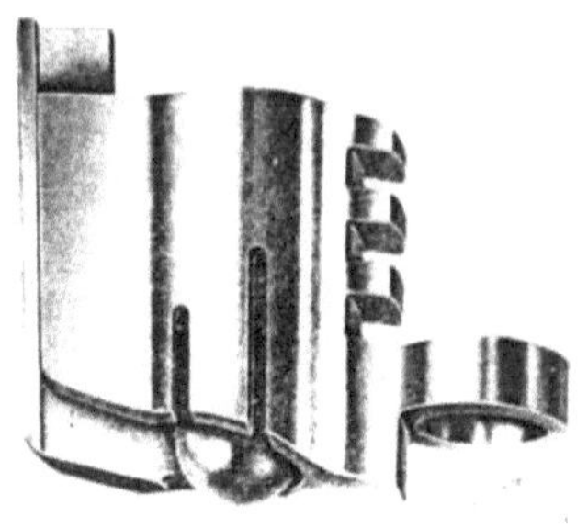

THE DALBO ATTACHMENT

As unidades Dalbo estão disponíveis em dois tamanhos, com uma altura de matriz de 5 mm ou 6 mm. Cada uma destas alturas de fixação está disponível em duas configurações, sendo a base da unidade macho em forma de L mais comprida numa do que na outra. A maior área de superfície lateral da unidade mais comprida proporciona uma resistência adicional às forças de rotação e de deslocação lateral, à custa de um volume adicional.

Vantagens

1) As unidades Dalbo oferecem uma excelente resistência às forças de deslocação distal e lateral.

2) Incorporam um dispositivo de prevenção de inclinação muito eficaz que mantém a base da prótese em contacto com a mucosa (vantajoso em relação a um retentor de fecho que requer uma retenção indireta auxiliar).
3) Não requerem retentores vestibulares ou braços de suporte lingual.

4) Não interferem com o contorno aparente da coroa do pilar.
5) São particularmente úteis quando o espaço bucolingual é limitado.
6) Os pacientes aprendem rapidamente a manusear os attachments Dalbo e necessitam de menos perícia para os manusear do que os attachments intra-coronais.
7) Não é necessária qualquer preparação da caixa, o que as torna úteis para próteses anteriores em pacientes mais jovens e, ocasionalmente, para as posteriores.
8) As forças de inclinação lateral são resistidas pelo contacto metal-metal e não pelo contacto resina acrílica-metal. Esta caraterística contribui para a resistência pela qual o acessório é bem conhecido.

Desvantagens

1) Tal como outros acessórios extracoronais, as cargas verticais são transmitidas para fora do eixo longo dos dentes do pilar e requerem a utilização de pilares esplintados numa prótese bem construída.
2) Com a base do acessório em contacto com a mucosa, os espaços irregulares são difíceis de limpar. É importante manter a zona de transição tão pequena quanto possível entre a secção distal do acessório, onde o espaço é facilmente limpável, e a secção mesial que contacta com a gengiva.
3) É necessária grande perícia para a sua utilização, uma vez que a sua divergência de até 600 pode alterar toda a distribuição de carga de uma unidade.

Aplicações: O encaixe Dalbo pode ser utilizado para reter próteses de extensão distal unilaterais e bilaterais. Também podem ser utilizados para restaurar os espaços delimitados. Quando utilizado num caso unilateral, deve ser utilizada uma estabilização da arcada cruzada para proteger o encaixe. Mas os attachments Dalbo não devem ser utilizados quando os dentes pilares de ambos os lados da sela se inclinam um para o outro.

F) O PR Extracoronal Anexo 1[5 28]

O encaixe extracoronal PR apresenta superfícies laterais muito grandes. A retenção é proporcionada por um êmbolo com mola montado lingualmente, que encaixa numa cavidade na secção macho. É preparada uma ranhura de retração para deslizar o êmbolo para o seu lugar. As duas pequenas projecções no lado vestibular da unidade feminina regulam o potencial de movimento. A projeção inferior limita o curso vertical e a superior limita o movimento de articulação.

O controlo da placa e as restrições de tamanho são os factores limitantes para este acessório. O mais pequeno dos dois acessórios tem 4,5 mm de altura, 5 mm de comprimento e 5,4 mm de largura. As unidades maiores medem 5,5 mm de altura, 6 mm de comprimento e 5,9 mm de largura.

Aplicações: Próteses parciais unilaterais e bilaterais de extremidade livre.

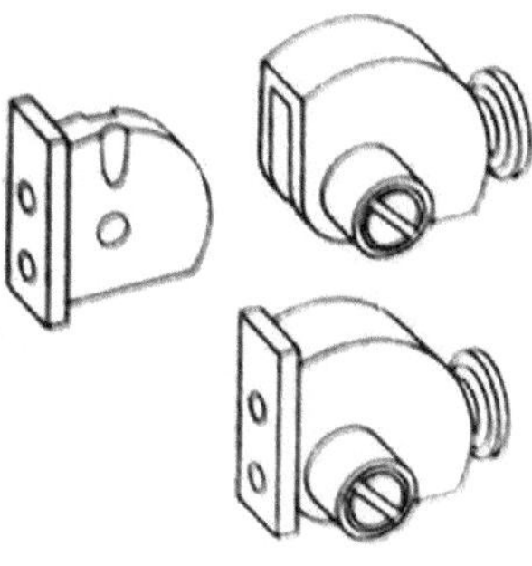

THE PR EXTRACORONAL ATTACHMENT

G) Os acessórios extracoronais da Ceka ' ' [81529]

O Attachment Ceka está na categoria não-rígida de attachment extracoronal. **Karl Cluytens** desenvolveu-o.

Conceção

O design do acessório tem duas partes. O retentor é um anel de metal precioso, com 1,4 mm de espessura. Um orifício no centro do anel é afunilado de modo a que a parte mais larga da abertura se encontre na parte superior e a parte mais pequena na superfície inferior. A extensão metálica tem um anel de base, que é utilizado para soldar a extensão à estrutura da prótese. O anel de base tem uma abertura lateral que é roscada para receber o pino de fixação. O pino, com 3,1 mm de comprimento, é roscado no exterior para encaixar na rosca interior do anel de base. O comprimento total do anel e do pino é de 4 mm.

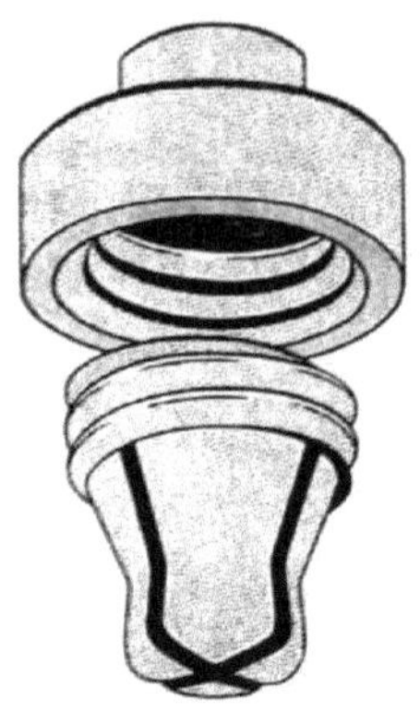

CEKA EXTRACORONAL ATTACHMENTS

O acessório tem uma forma cónica, com a ponta a expandir-se acentuadamente numa projeção em forma de bola. Esta extremidade esférica é mais pequena em diâmetro do que a base da cavilha, mas é ligeiramente maior do que a abertura na parte inferior do retentor.

O cone do pino de fixação cónico é inferior ao do retentor, o que permite uma liberdade de movimento lateral entre o pino e o retentor.

A parte esférica da cavilha é inserida através do anel no retentor para retenção. Para reduzir o desgaste por fricção e facilitar a inserção e remoção, são colocadas duas fendas diametralmente opostas na parte esférica da cavilha que se estende para baixo no eixo. Isto permite que a projeção arredondada da cavilha seja comprimida à medida que passa pela parte apertada do retentor, o que constitui uma vantagem definitiva na redução do desgaste por fricção de ambas as peças.

A única parte restante do acessório Ceka é uma arruela ou anel espaçador, que tem 0,5 mm de espessura. O espaçador é colocado entre o retentor e o pino de fixação durante os procedimentos de fabrico, polimerização e revestimento. A não utilização deste espaçador elimina o espaço necessário para o movimento vertical da prótese durante a função.

Tanto o pino de fixação como o retentor são feitos de metal precioso e requerem a utilização de material de soldadura em ouro para a sua fixação ao pilar ou à estrutura. Podem ser utilizados com facetas de porcelana, facetas acrílicas ou coroas metálicas completas.

Aspectos funcionais

Um acessório para prótese parcial removível requer estabilidade, suporte e retenção no seu design para funcionar com sucesso. No encaixe Ceka, a face superior do retentor actua como um batente positivo para a estabilidade necessária do encaixe; as paredes laterais do retentor, nas quais o pino de encaixe encaixa, protegem a prótese contra tensões laterais e a ponta arredondada do pino de encaixe funciona no encaixe do retentor como a parte de retenção do dispositivo.

Ajustes para retenção[15]

A ferramenta de ajuste especial para o acessório Ceka incorpora uma lâmina em forma de cunha. A outra extremidade do dispositivo inclui um dispositivo para desapertar os pinos de retenção. Esta lâmina deve ser cuidadosamente introduzida entre as folhas do pino macho, sem as deixar separadas. Os ajustes devem ser efectuados com muito cuidado e por fases.

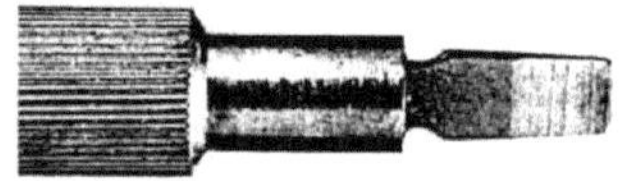

SPECIAL ADJUSTMENT TOOL WEDGE SHAPED BLADE

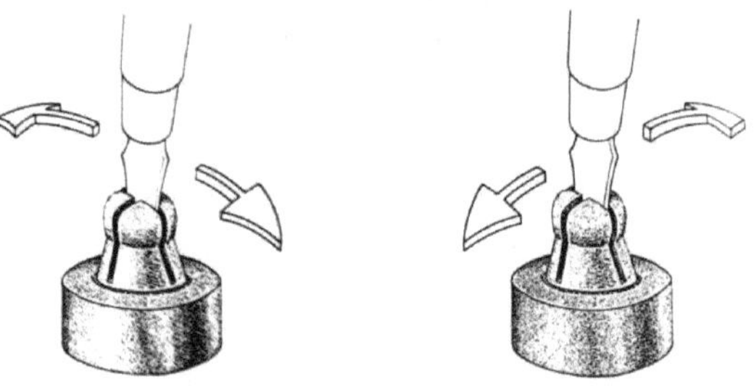

INSERTING THE WEDGE CAN INCREASE RETENTION AND SLIDING IT FROM SIDE TO SIDE BUT THE LEAVES OF THE RETENTION PIN SHOULD NEVER BE LEVERED APART

Ao desapertar a retenção do acessório, deve ter-se o cuidado de não atravessar as folhas da cavilha de retenção. É fornecido um instrumento especial para afrouxar a retenção. Se este não estiver disponível, pode ser cuidadosamente empregue um alicate de bico longo.

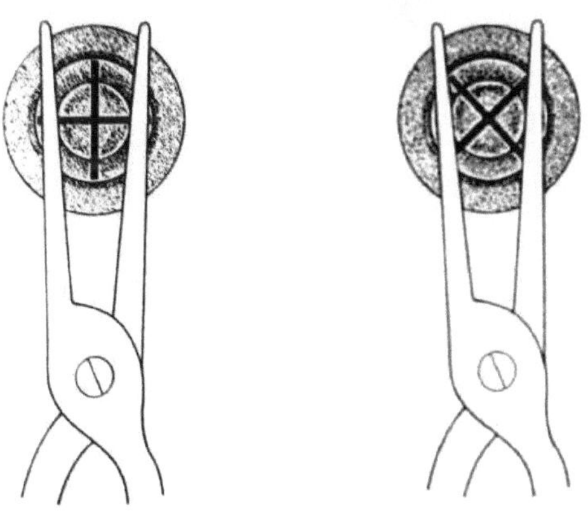

CORRECT METHOD AND INCORRECT METHOD RESPECTIVELY

Ao colocar a prótese pela primeira vez, a retenção dos pinos deve ser afrouxada o mais possível.

Vantagens

1) A estética, a facilidade de utilização e a facilidade de montagem em próteses parciais removíveis tornam o Acessório Ceka ideal para uso em reconstruções completas da boca.

2) Esta fixação reduz ao mínimo a tensão no dente do pilar, uma vez que está posicionada perto do centro de rotação do dente.

3) A utilização de pilares duplos pode ser eliminada em casos de rácio coroa/raiz favorável.
4) Esta fixação também elimina a necessidade de paralelismo entre os conjuntos de pilares, o que é necessário para a fixação intracoronal.
5) A utilização de peças permutáveis pode reduzir o custo de substituição de acessórios desgastados ou fracturados.
6) O encaixe Ceka também permite o uso de uma prótese unilateral sem qualquer estabilização da arcada cruzada para alguns pacientes. No entanto, devem ser utilizados dois dentes pilares e dois encaixes, e o número de dentes fornecidos pela prótese deve ser limitado a dois.

UNIDADES DE LIGAÇÃO

Estas unidades ligam duas partes de uma prótese amovível, permitindo uma certa quantidade limitada de jogo. Têm uma função aparentemente semelhante à de um conetor principal longo e flexível, mas actuam de forma mais precisa e previsível.

A) Junta Steiger[15]

As articulações Steiger são utilizadas para unir uma base de prótese ao conetor principal de uma prótese retida por fecho.

A secção fêmea do acessório consiste numa manga vertical soldada às coroas amovíveis ou à secção com fecho da prótese. A unidade macho é uma haste achatada, ligada à sela da prótese, e encaixa na manga. Um pequeno parafuso que passa pela manga fêmea e entra na secção macho mantém as duas partes do acessório unidas.

Os dois tipos básicos de juntas fabricadas são

a) O parafuso de rotação axial

Este conetor permite um movimento vertical limitado, uma vez que é cortada uma pequena janela na secção fêmea à volta do parafuso. A secção macho é, portanto, livre de se deslocar para cima e para baixo dentro do estreito limite da janela. A desmontagem da fixação e um ligeiro corte da unidade macho permitem movimentos de rotação e laterais. Esta articulação pode ser incorporada na fixação Scott.

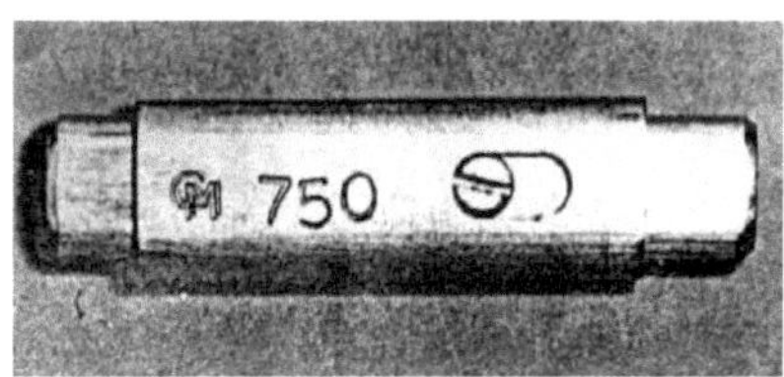

THE AXIAL ROTATION SCREW

b) A articulação de rotação

Esta fixação é semelhante à da junta de rotação axial, mas não existe uma janela à volta do parafuso. Por conseguinte, não podem ser efectuados movimentos verticais. A articulação de rotação foi concebida para a prótese de extensão distal unilateral para permitir apenas ligeiros movimentos de rotação e laterais, de modo a minimizar os binários transmitidos pela base de extensão distal do lado oposto.

THE ROTATION JOINT

ANEXOS COMBINADOS

Estas unidades consistem num conetor de dobradiça unido a um encaixe intracoronal. A unidade de dobradiça é enterrada dentro da prótese, de modo que, quando está em posição, o encaixe assemelha-se muito a um encaixe intracoronal rígido. Os encaixes combinados normalmente encaixam em ranhuras fêmeas idênticas às dos encaixes intracoronais produzidos pelo mesmo fabricante, pelo que, após a perda de dentes, pode ser possível fazer uma prótese substituindo um encaixe combinado por um encaixe intracoronal.

a) Unidades Combinadas Crismani

Estão disponíveis dois tipos de unidades Crismani. Um permite o movimento puro da dobradiça e o outro permite o jogo lateral em conjunto com o movimento da dobradiça. Os movimentos de ambos os tipos são controlados por molas. A folga lateral é permitida para que uma divergência dos pilares não impeça a ação da dobradiça. O acesso à mola é possível através da desmontagem da fixação por meio de um pequeno parafuso na base.

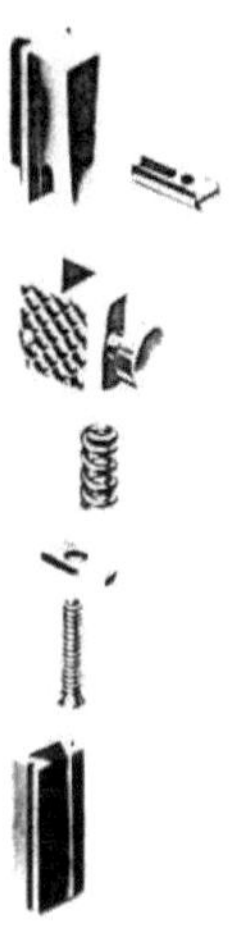

CRISMANI COMBINED UNIT

Os encaixes combinados podem ser utilizados para reter a prótese de extensão distal quando a resistência do pilar é questionável. São mais volumosos do que as unidades intracoronais e podem interferir com a superfície oclusal do primeiro dente da prótese. Os dentes artificiais de resina acrílica são quase sempre necessários. Os braços do aparelho lingual devem ser colocados onde o espaço o permitir, e a retenção de todas estas unidades é ajustável da mesma forma que os acessórios intracoronários.

FIXAÇÕES DE PREGOS

Os dispositivos de pinos estão entre os mais simples de todos os acessórios. Serviram como pilares de sobredentadura durante várias décadas. A parte macho da unidade consiste numa projeção em forma de perno e, na maioria dos encaixes, é soldada ao diafragma de uma coroa de pilar e a parte fêmea encaixa na unidade macho e é incorporada na resina acrílica da prótese ou soldada a uma subestrutura metálica.

Poucos acessórios para pinos são totalmente rígidos, uma vez que o seu tamanho torna difícil evitar um pequeno movimento entre os dois componentes. Nalguns acessórios, as molas e outros dispositivos são especialmente incorporados para proporcionar um grau de movimento controlado.

Os encaixes de pinos têm inúmeras aplicações em sobredentaduras. Sendo relativamente pequenos, podem proporcionar estabilidade, retenção e apoio adicionais, enquanto o fecho positivo de certas unidades pode manter a vedação do bordo da prótese.

O sucesso da prótese depende normalmente de um planeamento cuidadoso do tratamento. É difícil sublinhar a importância de uma avaliação correta do espaço vertical, pelo que o molde de diagnóstico deve ser montado para visualizar o espaço interarcos.

Os acessórios maiores são geralmente mais fortes do que os mais pequenos; e também menos propensos ao desgaste.

A unidade rígida permite efetuar uma restauração limpa, de bom aspeto e retentiva. **Fenner, Gerber** e **Muhlemann (1956)** afirmaram que os Attachments rígidos ou cilíndricos não produzem qualquer ação de inclinação na raiz; mas os designs de bola e encaixe produzem quatro vezes mais potencial de inclinação.[15]

Tipos de acessórios para pinos

1. O sistema Gerber[15]

O sistema Gerber de fixação de pernos é versátil e consiste em dois tipos de unidades, uma que permite algum movimento vertical e a outra quase rígida. Ambos estão disponíveis em dois tamanhos.

O sistema de acessórios Gerber está entre os maiores acessórios para pinos. A maior das unidades resilientes tem 5,2 mm de altura e a mais curta mede 4,7 mm de altura. Os diâmetros são de 4,4 mm e 4,0 mm, respetivamente.

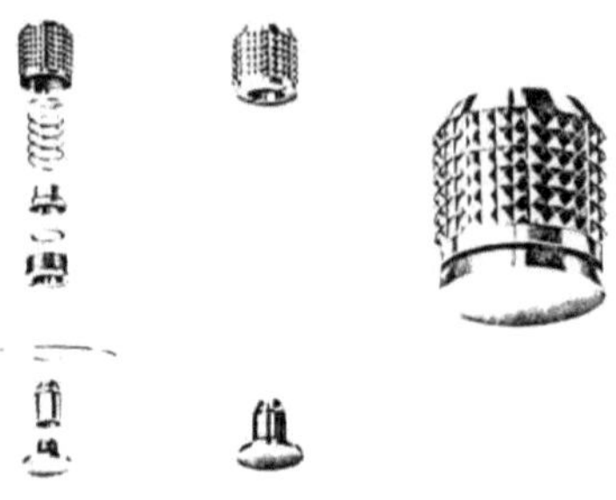

THE GERBER SYSTEM

Um grampo de mola na unidade fêmea, que se encaixa numa ranhura periférica na secção macho, permite a retenção de ambos os tipos de encaixe Gerber.

A unidade Gerber com a parte macho cónica é a mais rígida dos dois tipos de fixação.

De acordo com GERBER (1966), se forem usados dois ou mais dentes, o encaixe mais distal deve permitir mais jogo vertical do que os anteriores. Além disso, raramente é necessário usar três attachments, porque o terceiro attachment aumenta desnecessariamente a complexidade da restauração e o espaço que ocupa pode enfraquecer a dentadura.

2. O projeto Battesti[15]

No modelo Battesti, a unidade macho é dividida e incorpora

o ajuste de retenção. Isto permite uma unidade fêmea comparativamente mais simples, com um diâmetro total reduzido de 2,3 mm.

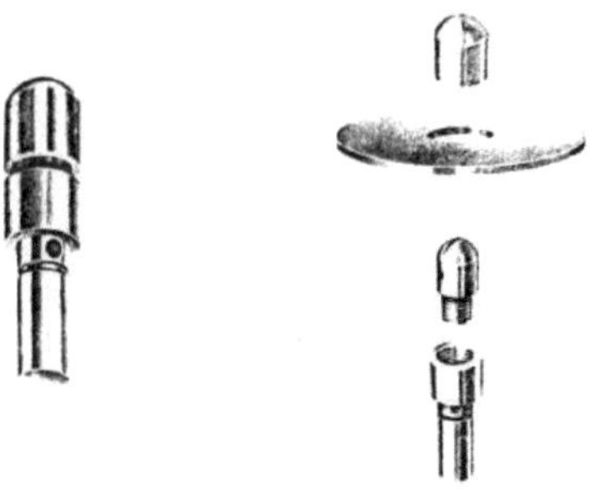

THE BATTESTI DESIGN

São fabricados três modelos da unidade. Dois deles permitem a translação vertical, um dos quais é um modelo de esfera e encaixe e o outro limita o movimento ao plano vertical. O terceiro membro do grupo é comparativamente rígido. A diferença entre a unidade rígida é o facto de não conter um espaçador, mas é semelhante noutros aspectos.

3. **Dr. Conod's Stud Unit**[15, 28]

A unidade de pinos do Dr. Conod é uma unidade rígida que incorpora uma unidade macho dividida. Esta caraterística permite que o diâmetro do acessório montado seja reduzido para apenas 2,4 mm.

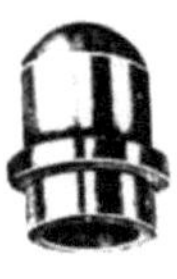

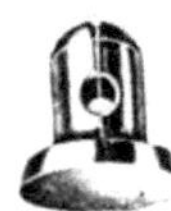

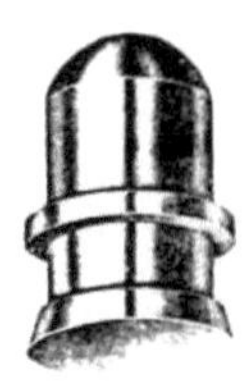

DR. CONOD'S STUD UNIT

A unidade de macho dividido requer um instrumento especial para o ajuste, enquanto o controlo da placa e a remoção de detritos da divisão é um fator complicador.

Aplicação: Para fixar próteses híbridas rígidas

4. Acessórios para garanhões Dalbo[15, 28]

Os acessórios para pinos Dalbo são, de longe, os mais populares devido ao seu aspeto simples e robusto. Existem três tipos de design para os acessórios Dalbo e, de entre eles, a unidade de bola e encaixe é a mais popular.

A esfera e o encaixe Dalbo são os mais pequenos da série e podem ser facilmente acomodados na maioria das próteses. Tem 4 mm de altura e permite um movimento vertical e rotacional limitado entre as duas partes dos encaixes; e tem uma secção macho de forma esférica, que é fácil de limpar.

DALBO STUD ATTACHMENTS

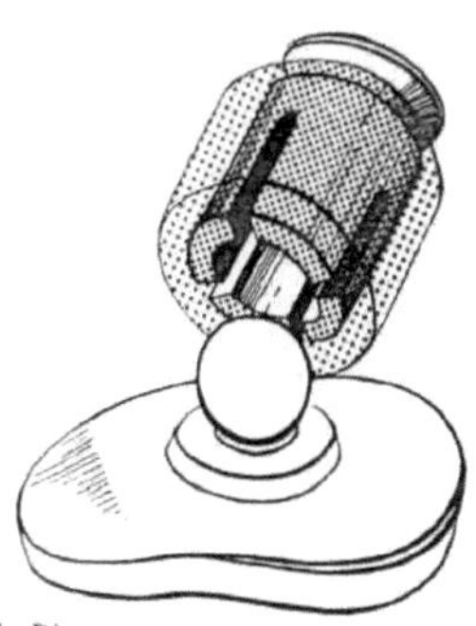

5. Unidade Rothermann ,[1528], [30]

O Rothermann é um acessório em forma de botão com a unidade macho incorporando uma ranhura de profundidade desigual. O clip da secção fêmea desliza sobre o bordo superior cónico do macho, com as extremidades livres da fêmea a encaixarem na ranhura de retenção mais profunda. O clip fêmea foi concebido para ser retido pela resina acrílica.

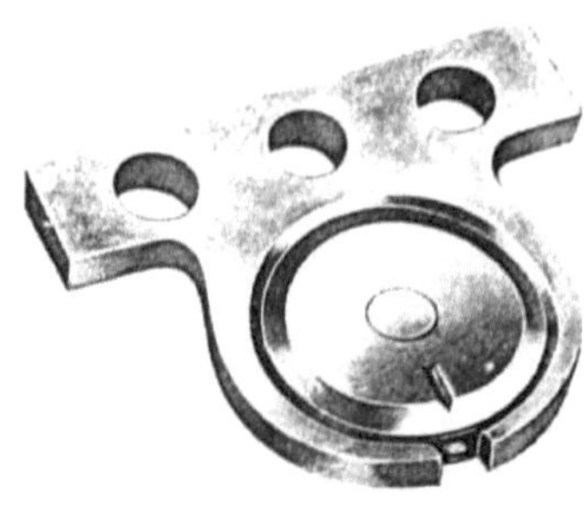

ROTHERMANN UNIT

A unidade Rothermann necessita de muito pouco espaço vertical e é popular devido a esta caraterística. Estão disponíveis unidades rígidas e resilientes. A altura total da unidade rígida é de apenas 1,1 mm e a da unidade resiliente é de 1,7 mm.

Para além da necessidade mínima de espaço vertical, tem a vantagem adicional de ser utilizado em dentes divergentes até 10 graus mais ou menos do eixo longo.

6. **As unidades Baer e** Fah[15]

Tanto a unidade Baer como a Fah são relativamente rígidas e requerem pouco espaço vertical. O Baer FG (Friction Grip) tem apenas 2,2 mm de altura e possui um poste integral e uma base de solda. A caixa tem duas lamelas horizontalmente opostas com um anel de cloreto de polivinilo (PVC) para assegurar o funcionamento. As lamelas presentes proporcionam uma retenção ajustável do punho de fricção.

A unidade de aperto de pressão da Baer também está presente. É mais alta (2,6 mm) do que a unidade Baer normal e tem um espigão macho cilíndrico escalonado.

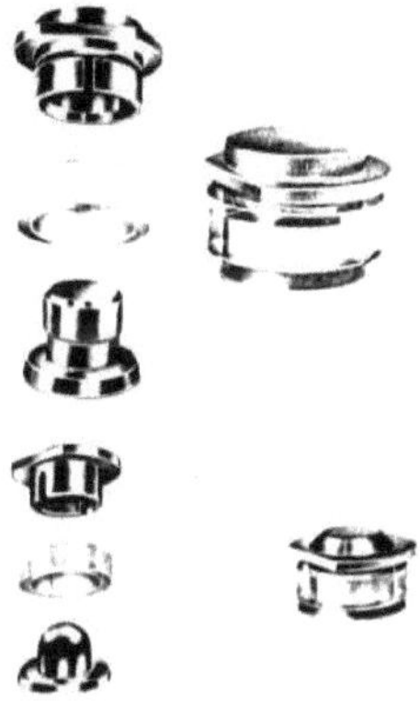

THE BAER AND FÄH UNITS

7. O Ancrofix [1530, 34]

O Ancrofix é um sistema de botão de pressão resiliente composto por quatro partes, uma base de solda, uma cabeça de retenção substituível, um invólucro com quatro lamelas que podem ser activadas e um anel de Teflon para permitir que as lamelas funcionem em resina.

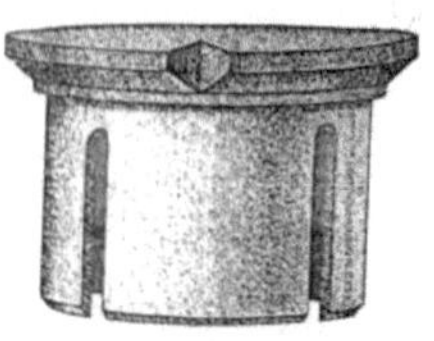

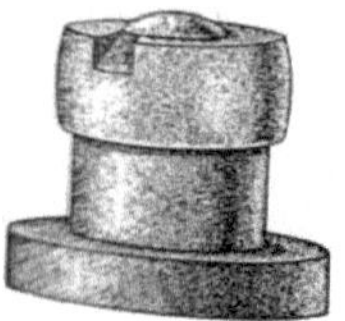

THE ANCROFIX

A pequena bolha no topo da unidade macho permite a rotação da componente fêmea. No entanto, se esta bolha for esmerilada, a unidade fêmea assenta mais abaixo no perno, restringindo assim o movimento. A altura total é de apenas 3,2 mm e o diâmetro da flange é de 4,2 mm.

8. O sistema Ceka ,[1528, 30]

O sistema Ceka é comercializado como um acessório universal de botão/barra. Ele está disponível em modelos rígidos e resistentes.

Como pino, consiste numa base de solda com um pino macho amovível de forma cónica e com um topo arredondado com um diâmetro aumentado para retenção. O poste macho é esquartejado verticalmente nas secções flexíveis para encaixar os alojamentos fêmea subdimensionados.

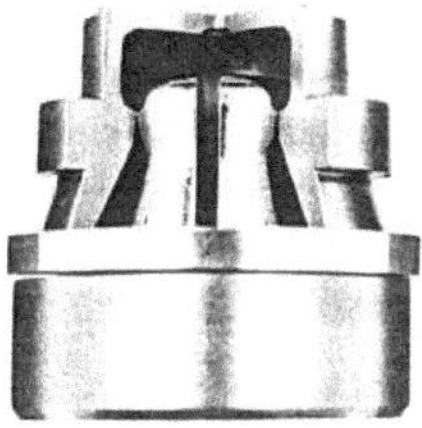

THE CEKA SYSTEM

Um espaçador de processamento permite que o acessório Ceka forneça movimento vertical e rotacional. Uma versão mais recente do pino Ceka com um pino macho mais volumoso proporciona uma fixação relativamente rígida.

A altura total do acessório Ceka resiliente é de 4,1 mm e a altura total da nova Ceka sólida é de 3,65 mm.

9. O sistema de ancoragem Zest[15]

O sistema de ancoragem Zest consiste num elemento macho de nylon, que é incorporado na base da prótese e se projecta para baixo, encaixando num recesso na preparação da raiz.

Este sistema foi concebido para ser utilizado com ou sem coifa. Como um acessório sem coifa, um espaçador Dowel é rosqueado e a manga é cimentada à raiz clínica reduzida. O pilar macho pode ser processado no laboratório, mas normalmente é feito na cadeira, em que o pilar de nylon é colocado na manga e é apanhado na resina da prótese. A alavancagem e o torque no dente podem ser considerados zero.

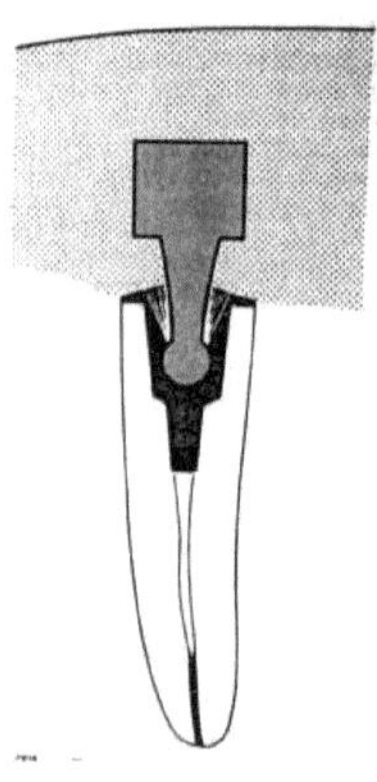

THE ZEST ANCHOR SYSTEM

O comprimento total da manga é de 6 mm, e pode ser reduzido para 3 mm. O comprimento total da haste de nylon com a base de captação é de 5,7 mm, o que a torna 3 mm mais alta do que a superfície da raiz para a captação de resina. A haste de nylon foi modificada para achatar a parte esférica em dois lados para reduzir a resistência hidráulica à inserção que apresentava problemas com os desenhos anteriores.

A modificação do sistema Zest permite-lhe ser utilizado com uma coifa de raiz dourada.

Também estão disponíveis unidades Mini Zest. Nestas unidades, o diâmetro do componente fêmea é reduzido para 3,5 mm e o seu comprimento é reduzido para 3,25 mm. Este tamanho reduzido ajuda as unidades Zest a serem usadas em raízes divergentes, por exemplo, em anteros inferiores e incisivos laterais superiores.

10. Unidade Ginta[15]

Tal como o sistema de ancoragem Zest, a manga metálica do acessório Ginta é cimentada numa raiz tratada endodonticamente, com ou sem coifa fundida. A manga recebe uma mola dupla longitudinal com uma banda de retenção. A mola é encaixada na resina da prótese e fixa a prótese à raiz. Existe uma ligeira mobilidade horizontal e vertical com esta fixação. O comprimento total da bucha é de 7 mm e o do botão de retenção é de 2 mm.

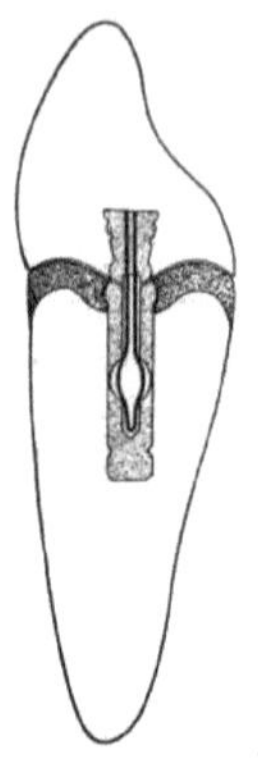

GINTA UNIT

11. Carapau de Quinlivan [31]

O Quinlivan Snapper é um padrão de fundição em resina em forma de bola para o componente macho e uma tampa metálica pré-fabricada com um anel "O" que se encaixa no pino macho em forma de bola. O padrão macho é incorporado na cera da coifa e fundido diretamente com a coifa e a cavilha.

A tampa de plástico é recolhida na boca com resina pela base da prótese completa. O anel "O" proporciona a retenção e pode ser facilmente substituído. O desenho permite o movimento de rotação, mas com um binário mínimo para o dente. A altura total é de 3 mm. Este acessório é económico, proporciona uma boa retenção e é fácil de utilizar.

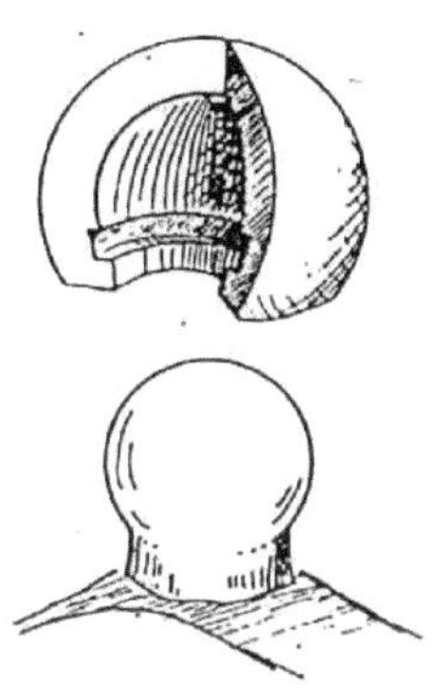

QUINLIVAN SNAPPER

12. Biaggi [28]

O acessório Biaggi é semelhante à série Baer. O componente macho é constituído por uma base de solda com uma bola de divisão ajustável. Existe um anel de espaçamento para a resiliência do tecido. O encaixe fêmea tem duas lamelas horizontais ajustáveis (anel dividido) que se enroscam no encaixe fêmea. A altura total é de 3,4 mm.

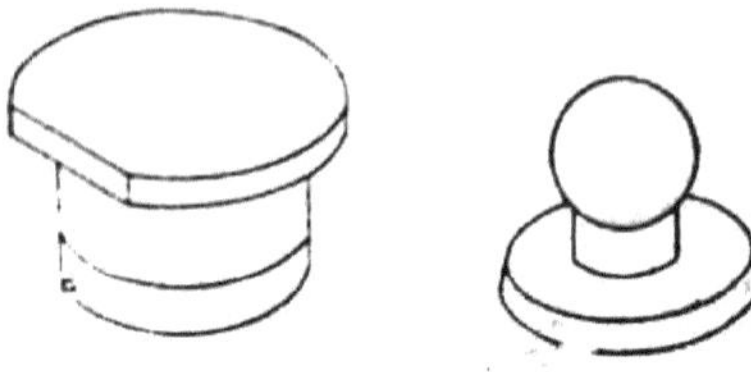

BIAGGI ATTACHMENT

Este acessório é recomendado para todas as aplicações de sobredentadura quando o espaço o permite e proporciona rotação, resiliência vertical e fixação.

13. Âncora Bona[30]

T existem três tipos diferentes de Bona Anchors.

i) Âncora de bola Bona

Consiste numa base de solda com uma esfera, um anel espaçador para montagem e uma caixa ajustável com quatro lamelas de mola assimétricas, que proporcionam a retenção. As lamelas estão rodeadas pelo anel de policloreto de vinilo para assegurar a sua ação. A altura total do acessório é de 4 mm.

As lamelas presentes são assimétricas para evitar a fadiga do metal durante a inserção e remoção, e também proporcionam ajustes finos de retenção e compensam o desgaste da base metálica.

ii) Bona Puffer Anchor

Tem um desenho semelhante ao da Bona Ball Anchor, exceto que a bola é plana na parte superior e o componente fêmea contém uma mola helicoidal de aço inoxidável que proporciona uma translação vertical de 0,8 mm. A altura total do acessório é de 5,2 mm.

iii) Âncora Bona-Cylinder

A Âncora Bona-Cylinder tem um desenho semelhante ao da Âncora Bona Ball e é uma coroa telescópica em miniatura. O número de lamelas assimétricas é correto para proporcionar uma retenção mais suave mas mais precisa. A altura total da Âncora Bona-Cylinder é de 3,3 mm, mas quando se utiliza um espaçador, este é alterado para a forma resiliente e a altura aumenta para 3,7 mm.

14. Introfix ' [1528]

O Introfix é um acessório cilíndrico sólido que pode ser utilizado para pontes removíveis fixas, bem como para sobredentaduras. É composto por três partes

i. Uma base de soldadura que é comum à Ancrofix Anchor.

ii. Uma peça de fricção macho substituível e ajustável.

iii. Um invólucro cilíndrico fêmea.

A coluna macho é dividida horizontalmente para permitir o ajuste da retenção. As duas alturas disponíveis são 4-7 mm e 6 mm.

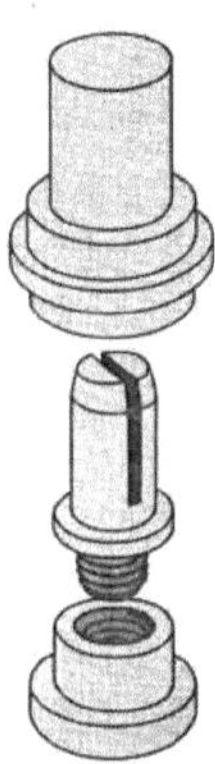

INTROFIX ATTACHMENT

15. Bloco de parafusos Schubrgir[28,30]

Este sistema é composto por um bloco de parafusos curto para a fixação da base, um bloco maior para pontes fixas amovíveis e um sistema de núcleo de tampa individual. O Schubrgir básico é composto por três partes, a base de solda comum ao sistema Gerber, um casquilho em metal cerâmico e uma porca de capa.

A altura total é de 2,8 mm; o sistema é utilizado para ligar juntas de barras e unidades de barras aos dentes de ancoragem e para servir de conetor para barras quando os dentes são marcadamente divergentes.

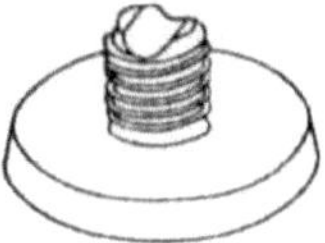

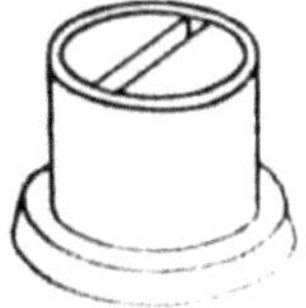

SCHUBRGIR SCREW BLOCK

16. Botão Gerber [31]

Estão disponíveis as variações não resiliente e resiliente do Gerber Button.

Gerber não resistente

Este tipo de sistema de botão Gerber é também conhecido como cilindro Gerber. É composto por cinco partes.

1. Uma base de soldadura
2. Um posto masculino
3. Uma mola de retenção

4. Um anel de retenção

5. Uma caixa em forma de tenda

A altura total é de 4 mm. A caixa está disponível em aço inoxidável 18/8 ou metal precioso, enquanto o perno e a barra de soldadura são de uma liga especial de alta fusão. Esta base de soldadura pode ser utilizada com o resiliente

Gerber e o sistema de blocos de parafusos de Schubrgir. Este sistema permite o desenvolvimento de uma barra de parafusos para uma esplintagem máxima e um futuro salvamento sem reconstruir toda a estrutura de suporte da cavilha.

Gerber resiliente

O Gerber resiliente é também conhecido como Puffer, e é um acessório verticalmente resiliente com mola. É composto por nove peças e tem uma altura total de 4,7 mm. É um dos mais sofisticados acessórios para pernos e um dos mais fáceis de utilizar.

As nove partes são

1. A base de solda, intercambiável com o Schubrgir e o outro Gerber.
2. Um posto de retenção diferente.
3. Um anel de montagem
4. Um casquilho roscado
5. Um anel de retenção em forma de "C
6. Um anel de repulsão
7. Uma mola de retorno

8. Um calço de cobre com 0,4 mm de espessura para desativar a fixação.

9. Uma caixa cilíndrica de aço inoxidável 18/8 ou de metal precioso.

O botão Gerber resiliente proporciona resiliência mecânica sob uma carga de 20 gramas e requer apenas 2 libras de força para desengatar a mola de bloqueio. É o mais sofisticado e dispendioso dos acessórios para pinos.

17. Mini BK[15]

O Mini BK é um acessório de perno de baixo perfil com uma altura total de 1,8 mm. Consiste num perno macho ranhurado com um núcleo de solda para soldar à mão livre a uma coifa e um anel fêmea aberto com duas asas de retenção. O anel é ranhurado internamente para receber clipes intercambiáveis de aço inoxidável. Os clipes em forma de "C" estão disponíveis numa configuração macia e dura e podem ser utilizados em várias combinações para aumentar ou diminuir a retenção.

18. Sandri[30]

A fixação de pinos Sandri é a mais pequena âncora esférica de junta universal ajustável disponível. A caixa roscada em aço inoxidável tem 2,5 mm de altura e a altura total é de 2,8 mm. Um cilindro de retenção dividido em vez de uma mola C controla a retenção interna ajustável.

O acessório Sandri é composto por um pino de base soldado de metal precioso, uma caixa roscada de aço inoxidável e uma tampa que transporta o cilindro de anel dividido ajustável. Proporciona uma rosca de bloqueio positivo ao plástico, em comparação com a relação metal-anel de cloreto de polivinil-plástico comum a muitos outros acessórios de pernos. Uma caraterística única do Sandri é o poste de montagem roscado que corresponde exatamente à caixa roscada, proporcionando uma transferência posicional absoluta do acessório para a prótese.

19) Cavilha de imprensa Kurer[30]

Trata-se de um acessório único, que tem roscas em forma de S, o que reduz a possibilidade de fratura do parafuso, ou aumenta a tensão na raiz tratada endodonticamente. A cabeça tem uma forma semelhante à do pino macho Ancrofix. Tem uma altura total de 3,8 mm.

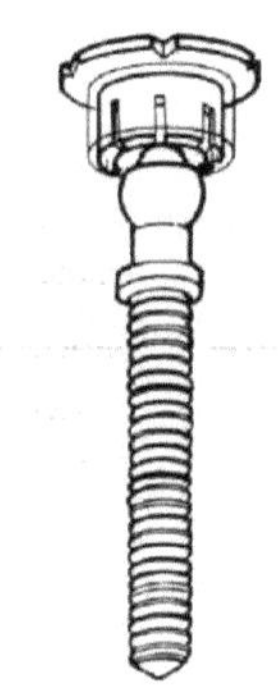

KURER PRESS STUD

ACESSÓRIOS DE BARRA

Os encaixes de barra ajudam a unir dentes ou raízes e a cobrir as regiões edêntulas entre eles. A barra é posicionada perto do osso alveolar que suporta os dentes; por conseguinte, as forças aplicadas a esses dentes através da barra exercem uma influência muito menor do que as aplicadas através de um resto oclusal de uma prótese parcial.

As barras podem ser utilizadas para a retenção e suporte de pontes amovíveis e para próteses parciais e híbridas. A sua vantagem particular reside na ação de esplintagem, que proporcionam entre pilares isolados, embora seja questionável se devem ser consideradas como acessórios de precisão.

Os acessórios para barras dividem-se em dois grupos

1. Um que permite um ligeiro movimento - a articulação da barra, e
2. Outra é a unidade de barra comparativamente rígida.

JUNTAS DE BARRA

As articulações em barra são os acessórios que permitem o movimento entre os dois componentes. Têm a sua principal aplicação na construção de próteses de sobreposição em que permanecem dois, três ou possivelmente quatro dentes.

A barra é normalmente fixada a diafragmas em dentes obturados, fixando as suas raízes e melhorando a relação coroa/raiz.

As juntas de barra podem ser subdivididas em

- Juntas de barra de manga simples.
- Juntas múltiplas de barras de manga.

Juntas de barra de manga simples

Como uma barra de manga única tem de correr em linha reta, não pode seguir a curvatura antero-posterior do rebordo alveolar, nem pode ser adaptada a pequenos contornos verticais. Este tipo de barra presta-se, portanto, a arcadas quadradas onde os restantes dentes ou raízes podem ser unidos por uma linha reta.

Sempre que possível, a barra deve ser alinhada perpendicularmente a uma linha que divide o ângulo entre as duas linhas traçadas ao longo das cristas das cristas edêntulas posteriores.

Se as raízes se encontrarem numa arcada curva, o espaço para a base da dentadura será limitado lingualmente à barra e a dentadura pode partir-se, a não ser que se utilize uma placa lingual metálica.

DOLDER BAR JOINT [8, 15, 28, 32]

A porção masculina da articulação da barra de Dolder consiste numa barra rígida de metal, que assenta sobre o tecido edêntulo e é fixada aos dentes pilares por meio de coifas e postes metálicos que se estendem até aos canais radiculares. A barra tem a forma de um ovo com a parte mais estreita mais próxima do tecido.

A parte feminina é uma manga de metal fina e flexível com um comprimento semelhante ao da barra, que se encaixa exatamente na parte mais larga da barra em forma de ovo. Na parte superior da manga está fixada uma placa metálica perfurada para a retenção da prótese.

Um fio de latão auxiliar é colocado entre a barra e a manga durante a condução e é removido quando a prótese é processada. Isto permite uma translação vertical e uma rotação sagital da prótese a partir da posição de repouso em função.

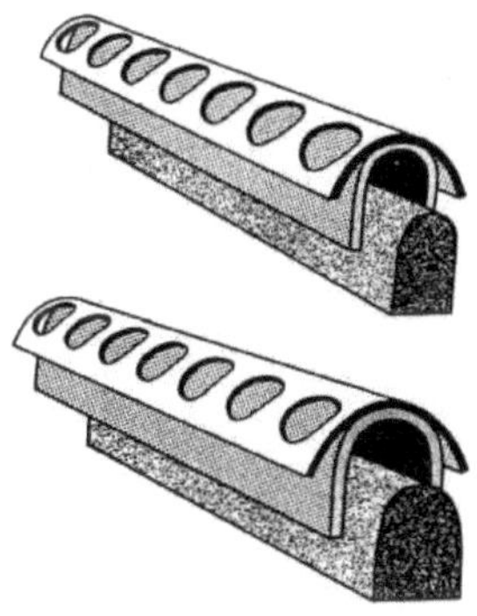

DOLDER BAR JOINT

A ação de quebra de tensão desloca o tecido até um máximo de 1 mm antes de a tensão ser absorvida pela barra e pelo pilar.

A junta de barra Dolder está disponível em dois tamanhos: 3,0 por 2,2 mm. e 2,3 por 1,6 mm. e em comprimentos de 2, 3 e 5 cm. O tamanho mais pequeno da barra, apesar de permitir mais espaço para a colocação de dentes artificiais, pode distorcer-se quando utilizado em vãos longos. A barra de articulação maior, com 3,0 por 2,2 mm, é a barra de eleição.

JUNTAS MÚLTIPLAS DE BARRAS DE MANGA

Se várias mangas curtas forem substituídas pela manga contínua, não é necessário que a barra corra a direito e pode ser dobrada para seguir os contornos verticais, bem como a curvatura antero-posterior do rebordo.

O ANEXO GILMORE[15, 33]

Em 1913, Gilmore apresentou o seu método que permitia a utilização de estruturas radiculares remanescentes isoladas para a retenção e estabilização de aparelhos protéticos removíveis.

Esta fixação pode ser obtida em várias formas de secção transversal, mas a barra com secção transversal circular tende a dobrar-se em todos os planos.

ACKERMANN'S BAR[15, 28]

O sistema de Ackermann (1957) é um acessório de barra e cavalete. Os riders são clips que têm asas de retenção numa orientação linguofacial e medem 3,6 mm de comprimento. O clip é utilizado em três tipos de barras.

a. Barra redonda -1,8 mm

b. Barra oval -1,5 por 2,5 mm

c. Barra em forma de ovo -1,65 mm por 2,5 mm.

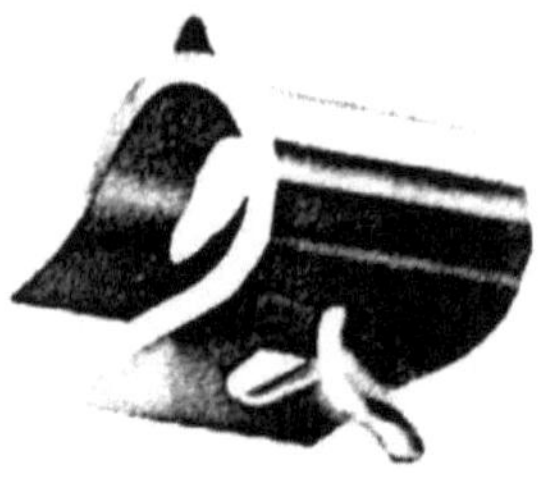

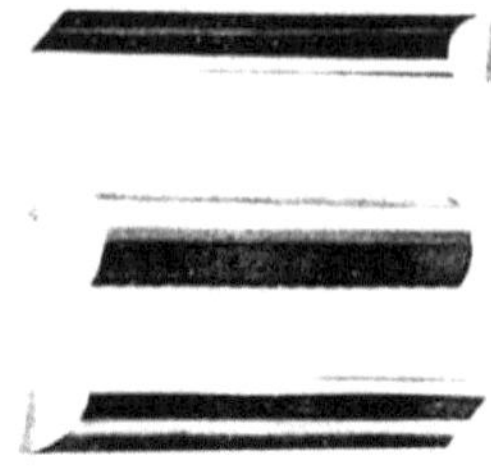

ACKERMANN'S BAR

A barra está disponível numa variedade de comprimentos, sendo os mais comuns 5 mm, 10 mm e 15 mm. A barra redonda é a mais popular da série Ackermann, pois pode ser facilmente dobrada e adaptada às irregularidades do cume.

Os cavaleiros têm espaçadores de latão para processamento. Este sistema é popular para a fixação da junta da barra e é frequentemente incorporado com uma fixação de bloco de parafusos nos copings.

O BAR C.M.[15, 30]

A barra C.M. tem um perfil semelhante ao da barra circular de Ackermann. Pode ser produzida tanto em ligas preciosas como em ligas semi-preciosas. Esta última é recomendada para vãos longos. É fornecida em duas configurações, uma com flanges curtas e outra com flanges longas. A mais curta é mais popular, pois não se projecta abaixo da base da barra. As flanges mais longas são utilizadas quando a barra tem de ser dobrada no plano vertical numa distância curta.

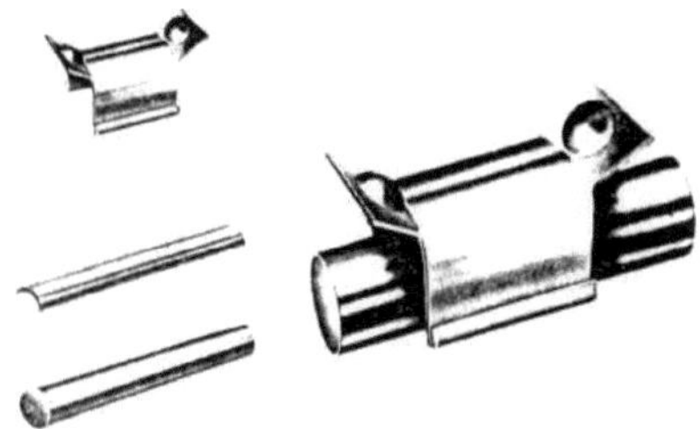

THE C.M. BAR

Tem um calço de 0,5 mm para o fabrico do poste, movimento vertical e uma barra de cavaleiro com um diâmetro de 1,9 mm. O cavalete tem 2,7 mm de altura e 2,6 mm de comprimento.

HADER BAR JOINT,[1531 .34]

A junta de barras Hader é constituída pelas seguintes formas de plástico pré-fabricadas

a. Secção de barra de plástico de 5 cm em forma de buraco de fechadura;

b. Uma barra de 1,9 mm (que constitui o maior volume).

c. Processamento de clips;

d. Uma série de copos de plástico resilientes com 5 mm de comprimento por 4 mm de altura e...

e. Um utensílio para quem viaja a cavalo.

As caraterísticas únicas deste sistema são o facto de as barras poderem ser fundidas em qualquer liga de restauração ou liga não preciosa e os cavaleiros poderem ser reparados pelo paciente. É o menos dispendioso dos sistemas de articulação de barra; e não há torque para os dentes.

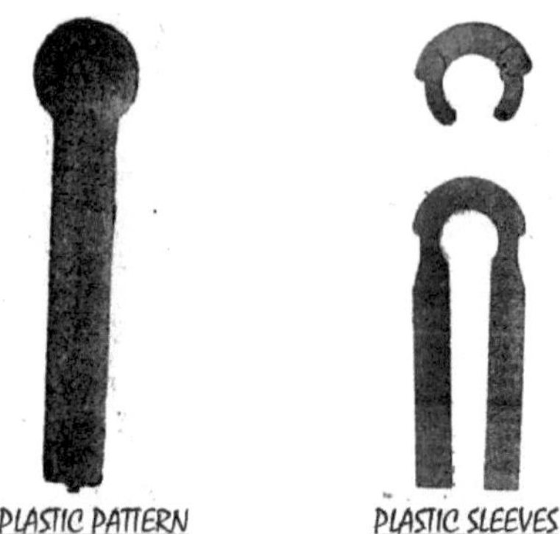

Os grampos para cavaleiros proporcionam uma retenção mínima, mas servem como bons grampos de treino intermédios até serem substituídos por cavaleiros de metal. As anilhas podem ter uma configuração de manga única ou de múltiplas mangas. Os anéis de manga múltipla permitem o contorno máximo da barra para seguir a forma da crista e permitem ao dentista aumentar a retenção pelo número de anéis utilizados em vez da tensão de um único anéis de manga.

CLIP DE PÃO [15]

O clipe Baker é um pequeno conetor de junta disponível em dois tamanhos, um para encaixar numa barra de calibre 12 e outro para encaixar numa barra de calibre 14. Ambas as secções têm 6 mm de comprimento e não têm asas de retenção. A manga necessita de ser desbastada para permitir a retenção da resina acrílica. O comprimento do clipe permite a divisão em duas unidades.

CEKA BAR JOINT

A barra Ceka é constituída por uma série de um ou mais elementos de retenção Ceka numa configuração de barra retangular. A unidade de retenção Ceka consiste num pino macho de flange dividido substituível que é cónico longitudinalmente com uma cabeça em forma de bola. O perno é ajustável para retenção tipo clip e é substituível na base de solda metálica que está incorporada na prótese. A altura total da barra Ceka é de 4,5 mm e a Ceka mínima é de 3,1 mm.

UNIDADES DE BARRA

Estas são comparativamente mais rígidas do que as juntas BAR. A seleção de uma unidade de barra depende do espaço disponível, da forma e curvatura da crista e do tipo de defeito a ser substituído. As unidades de barra são ideais para substituir um defeito de tecido grosseiro e suportar uma sobredentadura.

É possível converter uma junta de barras para funcionar como uma unidade de barras, dobrando-a numa forma diferente da fornecida pelo fabricante.

As principais funções das unidades de barra são a esplintagem e o suporte posicional do aparelho. O número de pilares, a sua localização e a dimensão da barra controlam o efeito de esplintagem e a resistência da restauração. O acessório de barra habitual faz a união de dois ou mais dentes. A maioria das barras pré-fabricadas é feita de liga de alta resistência e, consequentemente, o tamanho não desempenha qualquer papel na sua seleção para aplicações a curto prazo.

A principal consideração na seleção do tamanho adequado da barra é o espaço disponível para assegurar a rigidez da tala. É sempre desejável selecionar o maior tamanho possível para o espaço sem perturbar a relação vertical, a oclusão ou o contorno da prótese. A altura disponível, o tipo de superfície oclusal e o tipo de dente da prótese são os únicos factores que limitam o seu tamanho, posição e desenho.

DOLDER BAR UNIT 15, 30, [34]

A unidade Dolder Bar tem um perfil de janela de igreja que contrasta com a forma de ovo da articulação. É composto pela barra e por um cavalete com malha de retenção. A unidade rígida está disponível num tamanho padrão de 4,65 mm de altura e num tamanho micro de 3,6 mm de altura. Esta barra também pode ser unida aos dentes divergentes.

Embora a unidade Dolder Bar seja utilizada para overdentures, não é muito recomendada devido ao seu volume, custo e problemas estéticos.

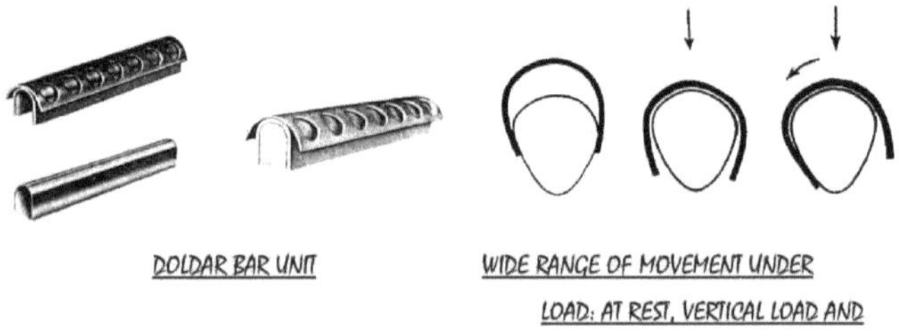

DOLDAR BAR UNIT

WIDE RANGE OF MOVEMENT UNDER LOAD: AT REST, VERTICAL LOAD AND ROTATIONAL FORCES.

O SISTEMA *DE CANAIS MP* [15]

Outra unidade de barra pré-fabricada é conhecida como o sistema de canal MP. É composto por barras e mangas de ouro forjado a condizer. As barras têm apenas 1,1 mm de largura e um perfil retangular com 6 mm ou 3 mm de altura. Estão disponíveis duas alturas de mangas. O casquilho para a barra mais pequena pode ser montado na unidade mais alta, de modo a que esta barra possa ser cortada da base para seguir os contornos verticais do rebordo edêntulo. Os casquilhos não têm etiquetas de retenção para a resina acrílica e precisam de ser desbastados, de preferência com entalhes de retenção. Adicionalmente, podem ser soldadas peças de arame.

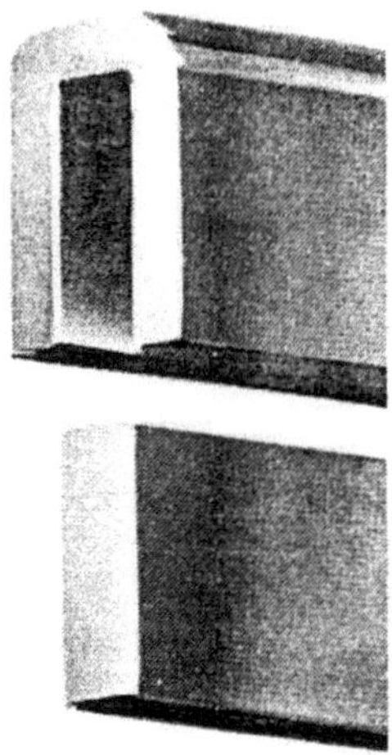

THE MP CHANNEL SYSTEM

Os canais MP são extremamente finos e poupam ao operador e aos técnicos problemas e despesas de fresagem. A incorporação de um êmbolo na manga pode proporcionar uma retenção adicional entre os dois esquemas da unidade. Devem ser incorporadas flanges de orientação para evitar a rotação à volta do êmbolo e para obter a máxima retenção.

O BAR STEIGER E BOITEL [15]

A barra Steiger e Boitel é uma unidade de barra bem estabelecida. As protuberâncias na parte lateral da barra asseguram um trajeto preciso de inserção da manga, reforçando simultaneamente os componentes. Uma vez que não existe a possibilidade de deslocação rotacional da manga, pode ser fornecida uma retenção adicional através de uma série de pinos de lados paralelos na manga, que encaixam em orifícios na barra. A barra é encerada em torno de pinos de aço inoxidável que actuam como espaçadores, de modo a que, ao serem retirados da fundição, deixem um orifício. Os pinos são alinhados com a ajuda de um topógrafo e, à volta de cada furo, uma protuberância lateral em ambos os lados da barra reforça a barra.

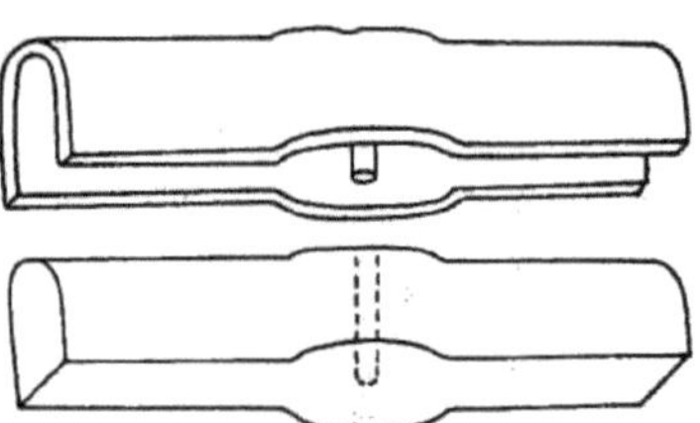

THE STEIGER AND BOITEL BAR

Quando o espaço é limitado, uma ranhura de retenção pode ser substituída por um orifício de retenção, de modo a que apenas seja necessária uma saliência lateral. A barra é fundida em ouro, aparada, polida e depois montada de novo no molde principal.

O GAERNYBAR[15]

Este sistema de retenção foi modificado a partir do conceito de pino de ombro de canal. O contacto preciso entre as superfícies praticamente paralelas das coifas interior e exterior e o contacto semelhante entre as barras de ligação e as mangas proporcionam a retenção. Não são utilizados pinos. De modo a proporcionar uma área de contacto adequada, é normalmente necessário um comprimento de coroa de cerca de 5 mm.

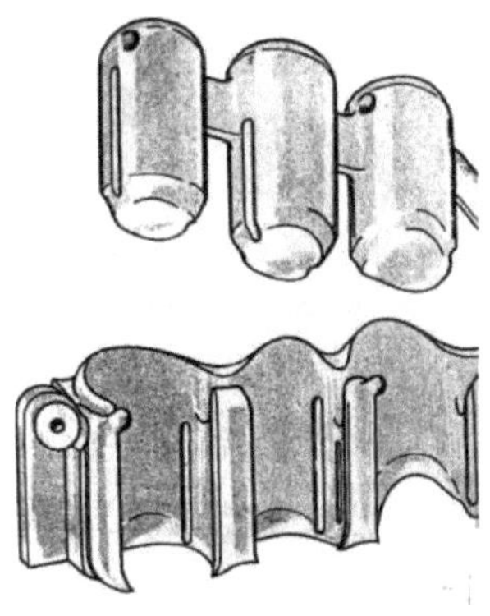

THE GAERNY BAR

É vantajoso porque os espaços interdentários são obliterados e, ao fazê-lo, a deposição de placa bacteriana fica limitada à secção removível sobrejacente.

A PONTE DE ANDREW[15]

Foi concebido por Andrew e tem sido utilizado desde 1966. Ao contrário de outros sistemas de barras, estas unidades pré-fabricadas são feitas de aço inoxidável e não de uma liga de ouro. Este material tem uma resistência muito elevada à tração e ao escoamento, pelo que a barra é fina e ocupa um espaço vertical mínimo. A retenção é assegurada pela adaptação da manga à barra e a sua resistência ao desgaste é elevada.

São fabricados dois tipos de barra, uma barra simples para utilizar anteriormente e uma barra dupla para as aberturas posteriores. Estas barras estão disponíveis em três comprimentos de três curvaturas diferentes. Cada curva é um segmento de um círculo e as combinações disponíveis permitem a sua adaptação à maioria das situações clínicas. *A redução do volume é provavelmente o maior atributo da barra de Andrew.*

COMPARAÇÃO ENTRE A FIXAÇÃO POR BARRA E POR PINO[34]

A ferulização de dois ou mais dentes com uma barra produz uma estabilidade semelhante à obtida com uma fixação rígida do tipo pino quando a sobredentadura está colocada. Não há diferença entre a barra e o tipo de pino, mas este último permite um movimento independente. Se um dente for especialmente fraco, o dente mais forte pode servir como ponto de apoio para o movimento do dente mais fraco na prótese.

Ao usar unidades de barra e articulações, a barra muitas vezes fixa em mais de um plano. Em vez de a prótese mover um dente, todos ou nenhum se movem sob uma carga funcional com a fixação da barra. Um dente mais forte e um mais fraco podem ser esplintados com o resultado de que o dente mais forte fortalece o dente mais fraco, e o dente mais fraco enfraquece o dente mais forte.

ACESSÓRIOS AUXILIARES

As fixações auxiliares consistem em parafusos de vários tamanhos que retêm barras ou coifas secundárias que transportam barras, e os conectores de lingueta que fornecem ou aumentam a retenção de unidades de barra.

PARAFUSOS

Os parafusos oferecem duas vantagens

1. Proporcionam uma ferradura de fixação de barra amovível com a ajuda de coifas secundárias nas raízes, e
2. Mantêm uma barra no lugar em dentes divergentes.

Retentores de parafuso para dentes vitais

Os seus componentes consistem normalmente numa manga roscada de metal precioso incorporada nas coifas interiores e um parafuso correspondente que passa através da secção exterior. Em algumas unidades, é fornecido um colar de metal precioso para incorporação na secção exterior, assegurando assim o melhor ajuste possível entre o parafuso e a coroa, por exemplo, o sistema CM Screw.

A eficácia da unidade de parafuso depende do seu tamanho, mas o comprimento e o diâmetro do retentor são decididos principalmente pela altura da coroa clínica, o contorno da coroa e a polpa.

Os casquilhos são posicionados de forma a ficarem completamente rodeados pelo ouro das coifas, em vez de se tentar ganhar comprimento adicional colocando os casquilhos nos bordos das coifas. O diâmetro dos casquilhos varia entre 1,7 mm e 2,9 mm, pelo que a preparação necessita de ser modificada para proporcionar um espaço adequado para os mesmos.

As unidades de parafuso são colocadas fora do centro e são mantidas pequenas. Estão alinhadas perto do caminho de inserção das secções exteriores, de modo a que o tensionamento dos parafusos possa acomodar um reposicionamento minúsculo das raízes.

O posicionamento da cabeça do parafuso e da manga circundante é fundamental. Se a extremidade do parafuso estiver em oclusão, é possível que fique queimada na manga, tornando impossível a remoção subsequente da restauração. A própria cabeça do parafuso deve ser protegida das forças de oclusão.

Outros sistemas aparafusados, que utilizam parafusos em ângulos quase rectos em relação à superfície oclusal, não sofrem deste inconveniente, embora possa ser necessário um espaço bucolingual considerável para alguns deles. Com estes sistemas, os parafusos não ajudam da mesma forma no aperto final da prótese e, por isso, a sua popularidade é limitada.

Retentores de parafuso para dentes não vitais

Desde que seja construído um diafragma pós-retido eficaz, a unidade de parafuso utilizada pode ser colocada centralmente e algumas das restrições de tamanho podem ser reduzidas.

A UNIDADE HRUSKA[8] - [15]

Os blocos de parafusos Hruska são núcleos sólidos, entalhados e roscados oclusalmente para aceitar pequenos parafusos com cabeças cónicas. Esta unidade está disponível em dois tamanhos diferentes de blocos disponíveis para dentes anteriores, juntamente com uma unidade de bloco adequada para dentes posteriores. A inserção do parafuso é simplificada porque o bloco anterior proporciona ao parafuso uma trajetória de inserção inclinada para palatino, enquanto o bloco posterior proporciona uma trajetória de inserção inclinada para mesial. Mas devido à espessura labio-lingual limitada dos dentes anteriores superiores e à necessidade vital de preservar o overjet natural, são mais úteis nas regiões anteriores pré-molares e inferiores.

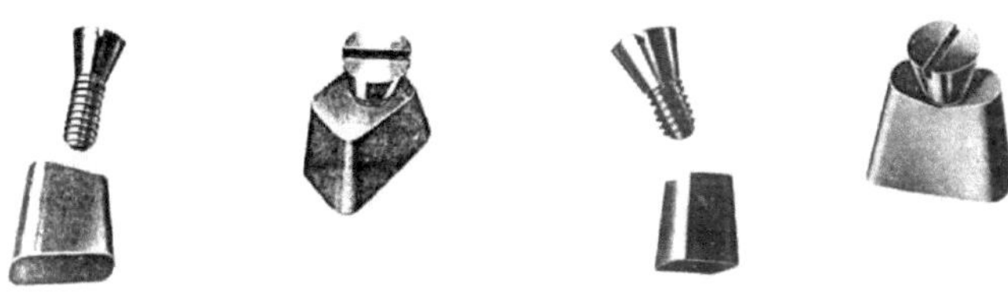

THE HRUSKA UNIT

O parafuso *SCHUBIGER* [815]

O parafuso Schubiger consiste num pino roscado numa base que pode ser soldada a um diafragma do coluna. A unidade a ser fixada pelo parafuso é soldada a uma manga especial que desliza sobre a rosca do parafuso e é depois mantida no lugar por uma porca correspondente aparafusada sobre ela.

Existem dois tamanhos de base Schubiger disponíveis e para cada uma destas bases pode ser obtida uma manga curta ou longa. A unidade manga/porca mais curta foi concebida para fixar um acessório de barra ao diafragma radicular; enquanto que a manga/porca mais longa está disponível para aparafusar uma ponte em várias unidades de parafuso. Esta unidade permite a construção de uma restauração rígida.

O parafuso de Schubiger é comparativamente grande e está colocado no centro. As coroas exteriores são, por conseguinte, mantidas em segurança no seu lugar.

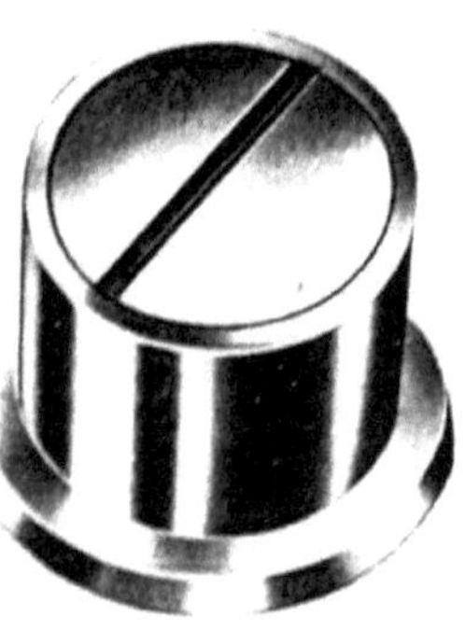

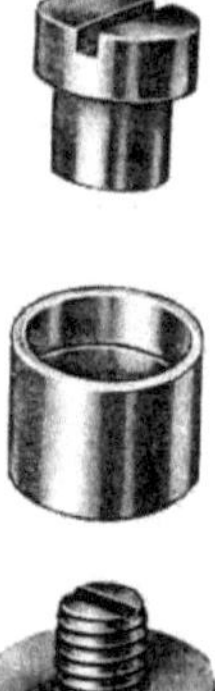

THE SCHUBIGER SCREW

CONECTORES DE LINGUETA

a) PRESSOMATIC ,[15 28, 34]

O Pressomatic é um conetor de lingueta, que emprega um cartucho de plástico e está disponível em dois comprimentos de 2,2 mm ou 3 mm e em duas configurações de êmbolo, flange ou pino redondo. O pressomatic, que tem um diâmetro de 2,6 mm, é composto por um invólucro, um êmbolo, uma almofada de nylon e um parafuso de bloqueio embutido. Estes conectores podem ser soldados ou fundidos na barra ou no cavaleiro. Proporcionam um assento e uma retenção para o cavaleiro que é verificada pelo som de "clique" quando está assente. Esta fixação aumenta o volume bucolingual.

Aplicação: Para complementar a retenção em barras fresadas feitas em laboratório e coroas telescópicas utilizadas para reter próteses parciais removíveis e sobredentaduras.

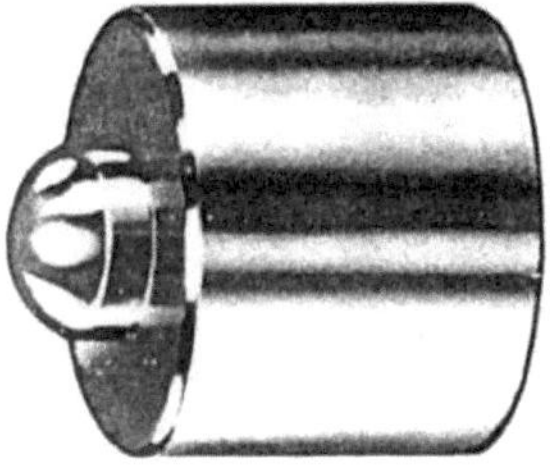

PRESSOMATIC

b) MINI - PRESSOMATIC[15,28,34]

O MINI PRESSOMATIC é um conetor de lingueta que pode aumentar a retenção de uma unidade de barra. Tem um comprimento de apenas 1,75 mm e um diâmetro de 3,2 mm. É composto por um invólucro de liga metálica, um êmbolo de pino, uma mola de aço inoxidável e um parafuso embutido. É menos volumoso em comparação com o Pressomatic.

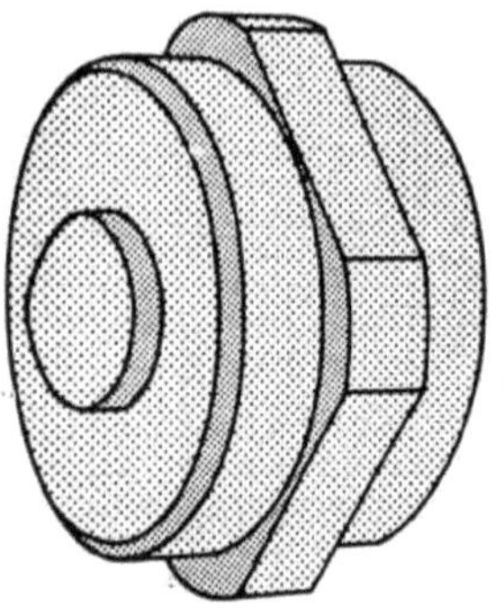

MINI - PRESSOMATIC

Aplicação: Para reter próteses parciais fixas amovíveis pelo operador que podem ser transformadas numa prótese parcial amovível pelo paciente, substituindo o parafuso de rosca e o parafuso oco pelo pino de retenção com mola.

c) UNIDADES IPSO-CLIP[15], [28]

A Guglielmetti[8] concebeu estas unidades. As UNIDADES IPSO-CLIP são utilizadas para aumentar ou proporcionar a retenção das unidades de barra, ou dos seus condutores. Tem dois modelos diferentes, consoante a manutenção do êmbolo seja efectuada pela parte de trás ou pelo lado do êmbolo. É composto por uma caixa cónica, um êmbolo de pino, uma mola de aço inoxidável e uma placa de parafuso. As dimensões são 2,5 mm de comprimento e 2,4 a 2,9 mm de diâmetro.

d) O ANEXO GUESSEN[15], [28]

O acessório Guessen é um desenvolvimento da unidade IPSO-CLIP. Este acessório foi concebido para permitir ao paciente remover o rebordo labial de uma ponte fixa. Enterrada na resina acrílica da mucosa artificial, encontra-se uma flange metálica. Esta flange metálica encaixa numa ranhura, incorporada no pôntico, e a retenção da flange na ranhura é aparafusada por meio de uma unidade IPSO-CLIP modificada.

Aplicação: Para reter o rebordo anterior amovível do doente na prótese parcial fixa.

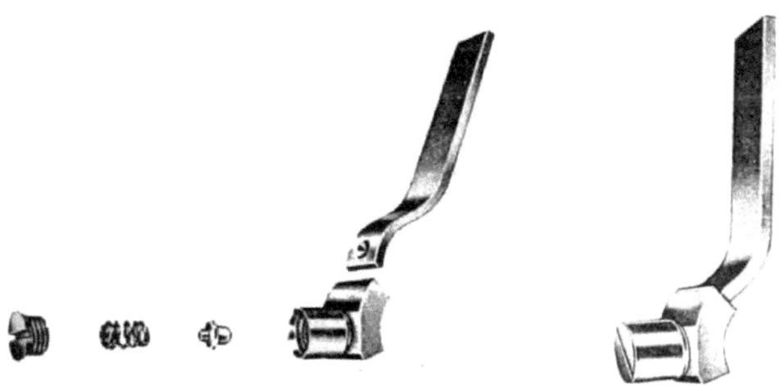

THE GUESSEN ATTACHMENT

PRÓTESES SECCIONAIS

As próteses seccionais foram concebidas para ultrapassar as limitações apresentadas pela prótese retida com fecho. As restaurações seccionais destinam-se a complementar os desenhos de prótese parcial removível existentes e não a substituí-los.

As vantagens oferecidas pelas próteses seccionais são

1. Melhor aparência.
2. Melhoria da retenção.
3. Facilidade de inserção e remoção.
4. Restauração completa da área edêntula e dos tecidos adjacentes.
5. Preparação mínima da boca.

As indicações para próteses seccionais são

1. *Epilépticos:* Pacientes epilépticos que necessitam de uma prótese amovível com retenção máxima.
2. *Fenda palatina:* Em doentes com uma combinação de deficiência de tecidos moles e posições dentárias anormais.
3. *Pacientes jovens:* Pacientes que sofreram perda de dentes anteriores permanentes e onde, devido à idade, as preparações de coroas são contra-indicadas. Após o tratamento ortodôntico, uma prótese seccional pode constituir uma tala útil.
4. *Instrumentistas*: Os instrumentistas de sopro podem necessitar de uma retenção anterior positiva da prótese para permitir a utilização consistente de uma embocadura.
5. *Malangulação:* Malangulação dos dentes remanescentes quando

não é possível efetuar uma terapia ortodôntica preliminar adequada.

6. *Aspeto:* A prótese seccional pode desafiar a dentição num exame minucioso.

7. *Prótese maxilo-facial:* As próteses seccionais podem ser utilizadas como um auxiliar na reconstrução pós-operatória após cirurgia maxilo-facial.

8. *Trabalhos em ponte:* Podem também ser utilizados em conjunto com restaurações fixas e amovíveis que utilizem acessórios.

9. *Esplintagem:* Têm uma ação de imobilização eficaz e podem restaurar os tecidos labiais ou bucais.

10. *Anomalias da base esquelética maxilomandibular:* Os pacientes com relações maxilares de Classe III de Angle podem receber a aparência de pacientes com uma relação dentária de Classe I através de próteses seccionais.

Princípios de construção de próteses seccionais

Um exercício simples de junção de madeira pode ser utilizado para explicar os princípios envolvidos.

A figura "A" ilustra a zona a restaurar delimitada pelas superfícies "a" e "b".

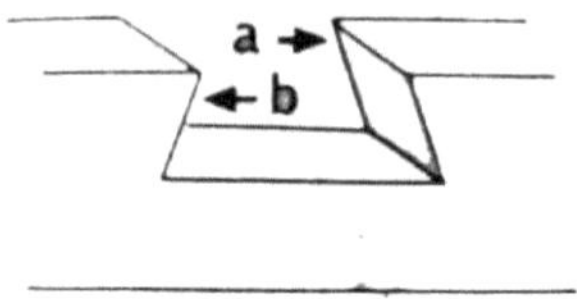

FIGURE 'A'

Uma peça de madeira de secção triangular (a') é construída para ser colocada contra 'a' de modo a que a sua superfície exposta seja paralela à de 'b' nas figuras 'B' e 'C'.

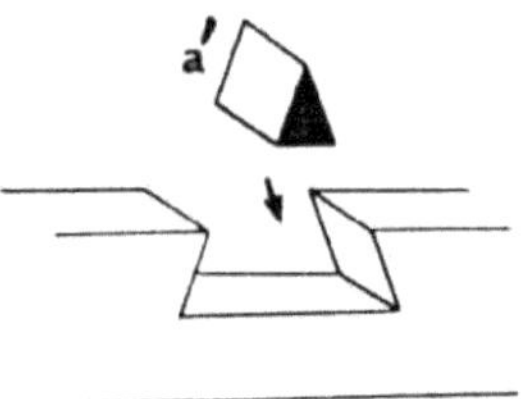

FIGURE 'B'

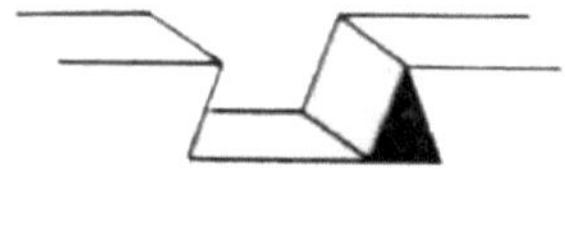

FIGURE 'C'

Prepara-se outra peça de madeira (b'), cujas dimensões são complementares ao espaço restante. Figura "D".

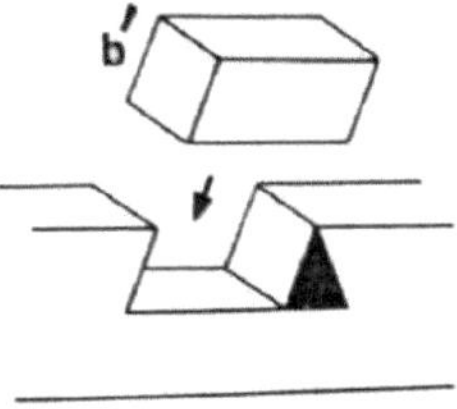

FIGURE 'D'

Quando as duas peças forem montadas na cavidade, o espaço será completamente restaurado. Figura "E".

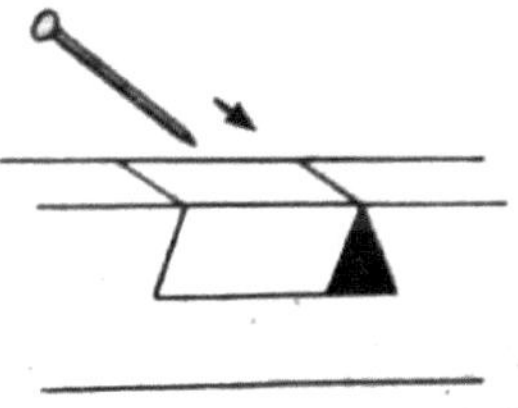

FIGURE 'E'

Se um prego for introduzido em (b') num ângulo que o faça entrar em (a'), obtém-se uma união que resiste efetivamente ao deslocamento vertical. Figura 'F'.

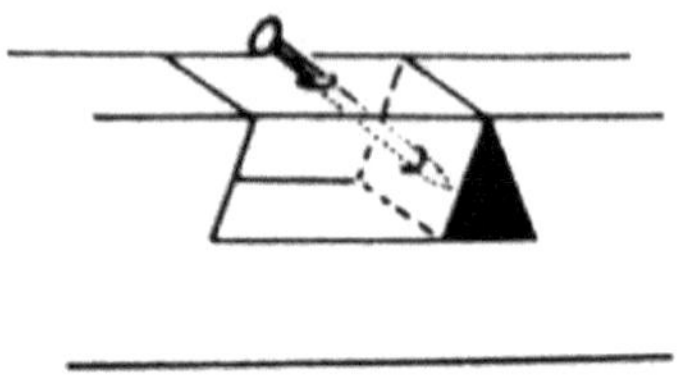

FIGURE 'F'

Métodos de união

Podem ser utilizados dois métodos de união na construção de próteses seccionais anteriores:

i. Bloqueio mecânico - Parafuso PW

ii. Resistência ao atrito - PW Split Post

Parafuso PW

O parafuso PW funciona através da introdução de interferência mecânica no trajeto de retirada da segunda parte. A conceção da primeira e da segunda partes é tal que dão apoio mútuo e não dependem inteiramente do parafuso para resistir às forças de deslocação. A cavilha foi concebida para funcionar em muitas posições e atitudes, mas é necessário ajustar o comprimento do cano e do punho para se adaptar a situações individuais. O comprimento do tambor e do punho do parafuso é fixado dentro da flange através da utilização de resina acrílica autopolimerizável.

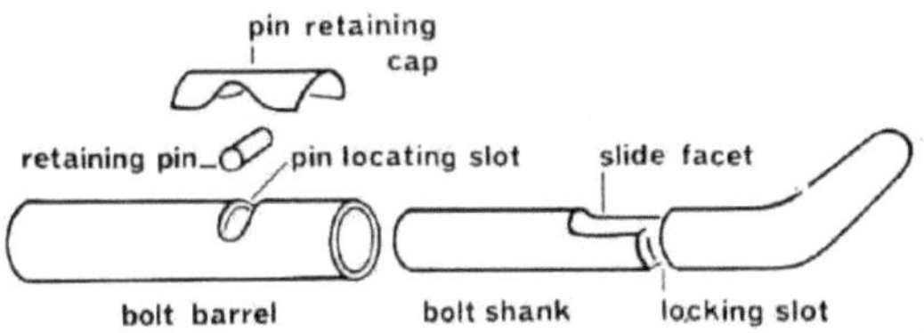

PW BOLT

O ferrolho é construído com arame e tubos e o princípio da sua ação é semelhante ao do ferrolho e da corrediça da espingarda. A haste do parafuso tem um diâmetro de 1,3 mm e este diâmetro confere ao parafuso uma resistência adequada compatível com a facilidade de localização na área do pôntico. Podem também ser utilizadas hastes de menor diâmetro, mas são mais susceptíveis de falhar após períodos prolongados.

Em pouco tempo, o doente pode aprender facilmente a manipular os parafusos.

O PW Split Post

Este dispositivo é um poste dividido longitudinalmente. É constituído por duas secções semicirculares de arame "Wiptam", cujas superfícies planas são aproximadas para dar a aparência de um poste redondo. O pilar é rodeado por um tubo de aço inoxidável incorporado na segunda parte. O espigão pode ser ativado para proporcionar resistência à fricção com o tubo.

O pino dividido tem uma aplicação especial na substituição de dentes anteriores, onde o espaço labio-palatino é insuficiente para acomodar um parafuso.

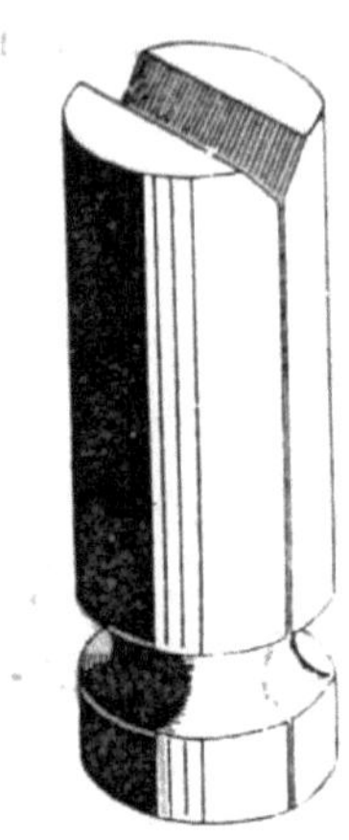

THE PW SPLIT POST

Uma das caraterísticas essenciais do espigão dividido é o facto de o seu alinhamento coincidir com o percurso de inserção e retirada da segunda peça. O parafuso, no entanto, é posicionado de modo a que a direção do cano se oponha à trajetória de inserção.

O *comprimento* do post deve ser o maior possível para produzir

a. Resistência máxima de fricção.
b. Facilidade de inserção (ajuda o alinhamento).
c. Maior resistência às forças de deslocação.

d. Facilidade de ajustamento quando necessário.

Os factores utilizados para determinar a duração máxima do posto de trabalho são

A. A relação das superfícies internas da faceta do pôntico com a crista do rebordo residual.

B. A angulação do pilar em relação à crista da crista residual.

C. A relação da dentição oposta com a crista da crista residual.

D. A espessura do suporte palatino.

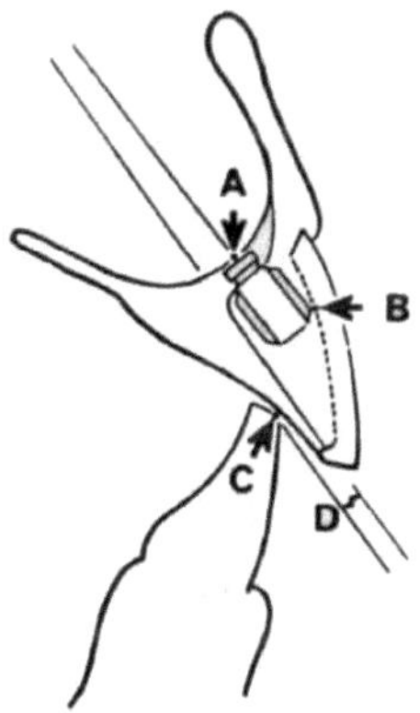

FACTORS GOVERNING POST POSITION AND LENGTH ANTERIOR REPLACEMENT PROSTHESIS

O diâmetro recomendado do espigão dividido é de 1,5 mm e o

comprimento total mínimo não deve ser inferior a 4 mm.

ÍMÃS [11]

Embora os ímanes tenham sido utilizados de várias formas para ajudar a reter as próteses completas, eram menos eficazes até terem sido desenvolvidos ímanes de Cobalto-Samário (CO Sm) de campo fechado, pequenos mas fortes. O suporte metálico é fixado à superfície do dente, normalmente no canal radicular, e o íman está contido na resina da base da prótese. Apresentam um potencial considerável de retenção a longo prazo de próteses intra-orais e extra-orais.

A liga do íman produz uma força magnética que é constante e extremamente forte. Afirma-se que os ímanes não causam danos nos tecidos e que a força constante que implicam nunca precisa de ser ajustada. A prótese de fixação com íman também permite liberdade no que diz respeito ao caminho de inserção, mesmo com uma orientação bastante avançada e não paralela entre os pilares.

Desvantagens: Os ímanes são frágeis e corroem na boca até serem protegidos por um escudo de aço inoxidável.

DISCUSSÃO

Os requisitos fundamentais para qualquer restauração são a manutenção da saúde dos pilares e dos tecidos subjacentes. Os tecidos entre os dentes pilares devem ser mantidos saudáveis, quer pelo efeito estimulante da mastigação de alimentos duros, quer pela ação de massagem das selas das pontes ou de outras próteses que exercem uma pressão intermitente sobre os tecidos.

Sempre que há uma escolha, a prótese fixa é sempre a restauração preferida. Infelizmente, porém, há muitos casos que não podem ser restaurados com aparelhos fixos. A classe de restauração deve ser a mais adequada ao caso, quer seja fixa, móvel-removível ou parcial. Nestes casos, torna-se necessário construir uma prótese parcial removível que melhorará o mecanismo mastigatório e contribuirá efetivamente para a saúde dos tecidos.

Uma prótese parcial removível é uma restauração que tem de ser construída quando não existem dentes suficientes para utilizar uma restauração fixa. Os requisitos de uma prótese parcial removível são bastante exigentes.

A retenção de uma prótese parcial removível pode ser definida como a sua resistência à deslocação na direção oclusal. Para que uma prótese parcial removível funcione eficazmente, deve ser capaz de resistir a forças de desalojamento razoáveis. Quando as forças de deslocação que actuam sobre uma prótese parcial removível já não podem ser contraídas por elementos de retenção, a prótese deixa de ser estável e deixa de funcionar eficientemente. A retenção primária é conseguida através da colocação de elementos de retenção nos dentes pilares, bem como de um ajuste preciso e uniforme da base da prótese e dos conectores principais contra os tecidos de suporte.

A retenção mecânica é a função do retentor direto, que encaixa nos dentes pilares com o objetivo de resistir ao deslocamento e manter a prótese parcial removível na posição predeterminada. Existem dois tipos de retentores diretos: intracoronais e extracoronais.

Os encaixes intracoronários estão entre os mais utilizados de todos os encaixes pré-fabricados. A retenção no caso dos encaixes intracoronais é criada pela resistência à fricção de uma unidade de inserção ligada à estrutura num recetáculo de parede vertical dentro da coroa do pilar. É obrigatório um ajuste exato da parte de inserção da prótese dentro do recetáculo em forma de caixa para que haja retenção.

A área de superfície de contacto disponível para retenção é uma função do comprimento e da secção transversal do acessório. O comprimento do acessório é um dos factores mais importantes na determinação da eficiência com que o acessório será capaz de resistir às cargas rotacionais e laterais a que será sujeito. O comprimento do acessório é determinado pela altura da coroa clínica, enquanto a secção transversal do acessório é regida pelo tamanho da polpa e pelo contorno do dente. Para uma determinada altura, quanto maior for a secção transversal, maior será a retenção e a resistência ao desgaste.

Os attachments intracoronais podem ser utilizados como retentor invisível para as próteses bilaterais e unilaterais e como conectores para unir as secções de próteses fixas em caso de trajetória de inserção pouco comum das duas próteses, próteses fixas de grande extensão e em caso de prognóstico duvidoso de um pilar distal.

Como uma prótese bilateral em caso de espaços limitados, um acessório intracoronal tem a função de um fecho ou apoio oclusal e braço de suporte, proporcionando assim uma melhor aparência ou estética, excelente retenção independentemente do contorno da coroa, volume reduzido, maior estabilidade, eliminação da estagnação de alimentos e tensões minimizadas no pilar.

As desvantagens que devem ser consideradas em tais casos são o custo acrescido e o tempo considerável de cadeira, a preparação extensiva do dente pilar, a dificuldade de construção e o manuseamento pelo paciente.

No caso de uma prótese unilateral, em que um rebordo é necessário para a aparência ou suporte, os encaixes intracoronais são úteis, permitindo a construção de uma prótese pequena, rígida e bem retida. Esta prótese retida por encaixe também tem uma semelhança superficial com uma prótese fixa.

O principal problema colocado pela fixação intracoronária é no quadrante anterior da boca, e é o de encontrar espaço para a secção feminina dentro do contorno dos dentes pilares. Para ultrapassar este problema pode ser efectuada uma desvitalização, que pode ajudar, mas nem sempre.

A utilização de attachments intracoronais no caso de próteses de extensão distal oferece méritos de excelente retenção e estabilidade. Mas, apesar dos cuidados tomados na conceção das próteses de extensão distal, estes attachments estão sujeitos a forças consideráveis. Assim, devem ser selecionados attachments fortes e utilizados em conjunto com o braço de suporte lingual, para reduzir a carga no attachment e minimizar o desgaste do attachment.

É mais fácil encontrar espaço para os encaixes, em próteses de extensão distal bilateral, mas em caso de espaço insuficiente no pilar mais distal para a colocação do encaixe, um dente artificial pode ser colocado em cantilever a partir dele para transportar o encaixe. Isto proporcionará vantagens adicionais como a eliminação da preparação da caixa e a utilização de acessórios com o máximo comprimento e tamanho, mas

os binários que caem sobre o pilar serão aumentados, o que exige uma avaliação cuidadosa.

Ao planear uma prótese de extensão distal unilateral, deve ter-se cuidado, pois uma prótese de extensão distal unilateral também requer apoio de ambos os lados do maxilar. Quando não existe espaço no lado oposto do maxilar, a prótese pode ser unida aos dentes desse lado por meio de coroas telescópicas e, sempre que possível, deve ser incorporada alguma forma de retentor indireto.

Um acessório de semi-precisão (resto) também pode ser considerado como um acessório intracoronário com lados cónicos. Os attachments de semi-precisão são assentos de descanso profundos feitos à medida com várias formas de contorno. Tal como um acessório de precisão, fornece apoio oclusal, mas a ação de contraventamento pode ser menor e não se pode confiar nele por si só para uma retenção adequada. Os assentos de descanso podem ser aprofundados e contornados de acordo com os requisitos do operador, para aumentar a capacidade de transmitir as forças laterais até que a ação de contraventamento possa ser considerável. Nestas circunstâncias, é possível prescindir de um braço de suporte e construir uma unidade constituída por um descanso e um braço de retenção.

O desenho e a posição do apoio oclusal influenciam a função que este desempenha. O desenho deve ser considerado sob quatro aspectos: a forma proximal, a forma do contorno, a forma gengival e a colocação da superfície proximal.

A profundidade e a conicidade dos assentos de descanso são considerações importantes da forma proximal. Se for necessária alguma medida de retenção juntamente com uma ação de contraventamento, a profundidade do assento de repouso não deve ser inferior a 3 mm e a convergência da parede lateral não deve exceder 5°.

O contorno oclusal é basicamente retangular. Para maior resistência e facilidade de fabrico, recomenda-se uma largura de colo não sensivelmente inferior a 3 mm, a menos que seja utilizada uma unidade pré-fabricada.

Os pisos inclinados e canalizados proporcionam uma resistência adicional à deslocação, mas complicam a construção e a limpeza. O braço lingual, normalmente encaixado num rebaixo na superfície lingual da coroa, proporciona retenção.

Os retentores de semiprecisão são comparativamente simples e fáceis de utilizar, e são normalmente mais económicos do que os de precisão. Também permitem a construção de uma restauração eficaz e de boa aparência, sem braços vestibulares para mascarar a aparência.

O segundo tipo de retentores diretos é o extracoronal. Os acessórios extracoronais consistem em duas secções. A secção macho está normalmente ligada à coroa do pilar distal e projecta-se para além do contorno da coroa. A secção feminina é enterrada na resina acrílica da base da prótese. Podem ser utilizados virtualmente independentemente do contorno da coroa, embora exijam naturalmente um espaço vertical adequado para os acomodar.

Existem três grupos diferentes de encaixes extracoronários: uma unidade de projeção que se projecta a partir da coroa do pilar e não requer preparação da caixa, uma unidade de ligação que proporciona uma articulação entre as duas secções de uma prótese removível, mas não se fixa ao dente, e uma unidade combinada que consiste em dois encaixes.

Os attachments extracoronais não têm o caminho preciso de inserção dos tipos intracoronais. Tem de ser incorporado algum tipo de dispositivo de prevenção de inclinação para evitar que a secção distal da sela da prótese se levante da mucosa.

A projeção da unidade macho é o inconveniente mais comum

destes acessórios, uma vez que podem causar danos consideráveis na gengiva distal ao pilar distal. Para a saúde da gengiva, é necessário elevar o nível da projeção e proporcionar um espaço de auto-limpeza.

As unidades de conexão ligam duas partes de uma prótese amovível, permitindo uma certa quantidade limitada de jogo. Têm uma função aparentemente semelhante a um conetor principal longo e flexível, mas actuam de uma forma mais precisa e previsível.

Os encaixes combinados consistem num conetor de dobradiça unido a um encaixe intracoronal. A unidade de dobradiça é enterrada dentro da prótese, de modo que quando está em posição, o acessório assemelha-se muito a um acessório intracoronal rígido. Normalmente, encaixam nas ranhuras fêmeas idênticas às dos encaixes intracoronais. Os encaixes extracoronais são fáceis de utilizar e proporcionam uma excelente retenção e suporte para uma prótese de sela de extremidade livre.

Os encaixes de pinos servem como pilares da sobredentadura. A parte macho é a projeção em forma de cavilha soldada ao diafragma da coroa do pilar e a parte fêmea, que está incorporada na resina acrílica da prótese, encaixa sobre a parte macho.

A maior parte das fixações do tipo perno são também consideradas fixações de encaixe. São de dois tipos: resilientes e não resilientes. Os encaixes resilientes podem ser unidireccionais ou multidireccionais, e podem envolver tanto a barra como os encaixes telescópicos. Um fator de compensação nos encaixes resilientes permite que os tecidos, e não o dente, suportem totalmente a base da prótese.

Os pinos resilientes actuam como uma válvula de segurança em caso de sobrecarga. Não devem existir dois sistemas de fixação resilientes opostos, exceto se um deles estiver bloqueado por fricção. É essencial permitir o movimento para conseguir o contacto máximo com os tecidos da base da prótese sob a carga máxima.

Os encaixes de pinos não resilientes são eficazes quando o espaço interoclusal é limitado. São essenciais quando os dentes são estáveis ou quando o dentista não deseja o movimento da sobredentadura.

As barras são utilizadas para a retenção e suporte de pontes amovíveis e para próteses parciais híbridas. São de dois tipos: unidades de barra e articulações de barra. Também proporcionam a fixação de uma sobredentadura. A unidade de barra oferece uma fixação rígida para uma sobredentadura, enquanto a articulação de barra permite algum grau de movimento rotacional e/ou não resiliente.

A seleção de uma unidade de barra depende do espaço disponível, do espaço e da curvatura do rebordo e do tipo de defeito a ser substituído. São ideais para substituir um defeito de tecido grosseiro e suportar uma sobredentadura. Também é possível converter uma articulação em barra para funcionar como unidade de barra, dobrando-a. A altura disponível, o tipo de superfície oclusal e o tipo de dente de prótese são os únicos factores que limitam o seu tamanho, posição e desenho.

As articulações em barra têm a sua principal aplicação na construção de próteses de sobreposição quando restam dois, três ou possivelmente quatro dentes. Quando ligadas a diafragmas em dentes com raiz, melhoram a relação coroa/raiz. Uma barra pode correr a direito (junta de barra de manga única) ou pode ser dobrada para seguir os contornos verticais, bem como a curvatura antero-posterior do rebordo (junta de barra de manga múltipla).

A maioria das barras pré-fabricadas é feita de uma liga de alta resistência e, sempre que possível, a barra deve ser alinhada perpendicularmente a uma linha que divide o ângulo entre as duas linhas traçadas ao longo da crista do rebordo edêntulo posterior.

Os acessórios auxiliares incluem os parafusos de vários tamanhos para reter barras ou coifas secundárias, que transportam barras e os conectores de lingueta que aumentam a retenção das unidades de barra. A eficácia da unidade de parafuso depende do seu tamanho. A posição da cabeça do parafuso e da manga circundante é crítica.

O desenvolvimento de próteses seccionais ajudou a ultrapassar as limitações presentes nas próteses retidas por fecho. Têm vantagens consideráveis e valiosas em relação às próteses parciais convencionais de uma só peça. Raramente requerem uma preparação significativa da boca, enquanto a aparência e a retenção são normalmente muito boas. Este tipo de prótese também deve ser considerado aquando da restauração de qualquer boca parcialmente desdentada.

RESUMO

A prótese retida por encaixe representa um desafio na competência técnica e na compreensão da biomecânica da função maxilo-mandibular. As principais funções do encaixe são a retenção, a estabilidade, a redução do stress e a ocultação para fins estéticos. Também ajudam o paciente a regressar à função e aparência normais.

Ao selecionar qualquer um dos sistemas de encaixe, é essencial considerar a competência da equipa dentista-laboratório, bem como a destreza do doente. De um modo geral, a simplicidade do desenho, a facilidade de manutenção e a alavancagem mínima devem ser de extrema importância na seleção de qualquer encaixe. A utilização do Seletor de Attachment EM ou a utilização do Gauge e das Guias do Sistema Seletor pode reduzir significativamente a confusão na seleção de qualquer attachment e também aumenta o arsenal de trabalho para uma prótese bem sucedida.

REFERÊNCIAS

1. O Glossário de termos de Prótese Dentária. 8th edn J Prosthet Dent.2005;94(1):10-81.

2. Identificação Zinner. Acessórios de precisão. Dental Clin Of North America. 1987;31(3):395-416.

3. Preiskel H. A utilização de attachments internos. Br Dent Jr. 1966;20:564- 567.

4. Winkler S, Monasky GE, Abbott FB. Uma revisão dos sistemas de retentores extracoronais e intracoronais. Dental Clin Of North America. 1985;29(1):57-66.

5. Grosser D. A dinâmica dos attachments internos de precisão. J Prosthet Dent.1953;3(3):393-401.

6. Baker JL, Goodkind RJ. Teoria e prática de próteses parciais removíveis de fixação precisa. St. Louis: Mosby; 1981.

7. Leff A. Próteses de fixação de precisão. J Prosthet Dent.1951;2(1):84- 91.

8. Ray GE. Acessórios de precisão. 2nd edn. Londres: Bristol; 1978.

9. Breisach L. Acessórios estéticos para próteses parciais removíveis. J Prosthet Dent.1967;17(3):261-265.

10. Mensor MC. Classificação e seleção de attachments. J Prosthet Dent.1973;29(5):494-497.

11. Becerra G, Odontol, MacEntee M. Uma classificação dos attachments de precisão. J Prosthet Dent.1987;58:322-327.

12. Fenn, Liddelow, Gimson. Prótese dentária clínica. 3rd edn. Butterworth and Co. (Publishers) Ltd. 1984

13. Stewart KL, Rudd KD, Kuebker WA. Clínica removível prótese dentária. 3rd edn. EUA; Medico dental international inc. 2005.

14. McGivney GP, Carr AB. Prótese parcial removível. 11th edn. St. Louis: Mosby; 2005.

15. Preiskel HW. Acessórios de precisão em medicina dentária. 3rd edn. Londres: Henry Kimpton:1979.

16. Zinner ID. Tipos de bloqueio de acessórios de semi-precisão. Dental Clin Of North America. 1985;29(1):81-96.

17. Kratochvil FJ. Influência da posição de repouso oclusal no movimento de desenho do fecho dos dentes pilares. J Prosthet Dent. 1963;13:114-124.

18. Blatterfein L. A utilização do apoio de semi-precisão em próteses parciais removíveis. J Prosthet Dent. 1969;22(3):307-332.

19. Identificação Zinner. Tipos de acessórios de precisão sem fecho. Dental Clin Of North America. 1985;29(1):97-115.

20. Koper A. Um retentor de semiprecisão intracoronal para próteses

parciais removíveis - A cavilha de thompson. J Prosthet Dent. 1973;30(5):759-768.

21. Knowles LE. Uma prótese parcial removível com encaixe de cavilha. J Prosthet Dent. 1963;13:679-687.

22. Harris FN. A fixação de precisão do pino de apoio. J Prosthet Dent. 1955;5:43-48.

23. Zinner ID. Um sistema de descanso de semiprecisão para próteses parciais removíveis de extensão distal. J Prosthet Dent. 1979;42:4.

24. Kratochvil FJ, Thompson WD, Caputo AA. Análise fotoelástica dos padrões de tensão nos dentes e no osso com retentores de fixação para próteses parciais removíveis. J Prosthet Dent. 1981;46:21.

25. McLeod NS. Uma análise teórica do mecanismo de fixação de semiprecisão da cavilha Thompson. J Prosthet Dent. 1977;37(1):19-27.

26. Preiskel H. Acessórios de precisão para próteses de sela de extremidade livre. Br Dent Jr. 1969;18:462-468.

27. Jenkins G. Anexos de precisão: uma ligação para um tratamento de restauração bem sucedido. Alemanha. Editora Quintessence. 1999.

28. Waltz ME. Anexos extracoronais Ceka. J Prosthet Dent. 1973;29(2):167-171.

29. Brewer AA, Morrow RM. Overdentures. 2nd edn St. Louis, CV Mosby, 1980.

30. Winkler. Prótese dentária completa. 2nd edn C.V.Mosby.

31. Marquardt GL. Sobredentadura mandibular com articulação de barra de Doldar: uma técnica para dentes pilares não paralelos. J Prosthet Dent. 1976;36(1):101-111.

32. Augsburger RH, Coronel DC, Base N. O acessório Gilmore. J Prosthet Dent. 1966;16(6):1090-1102.

33. Mensor MC. Attachment fixation for overdentures, J Prosthet Dent. 1978;39(1):16-20.

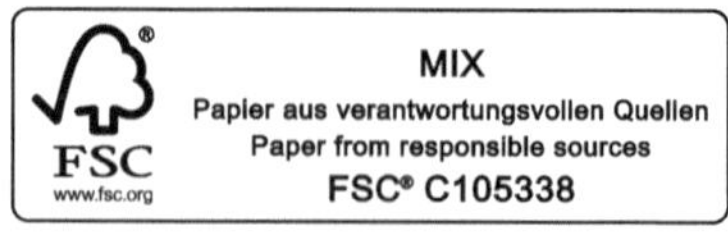

Printed by Books on Demand GmbH, Norderstedt / Germany